白求恩公益基金会 麻醉与镇痛专家委员会 医学出版专家委员会 组织编写

U0287973

友好筛查「胃肠」不可——胃肠镜的无痛旅行

主 编

袁建虎 廖 专

副主编

夏 天 刘国凯

人民卫生出版社
·北 京·

# 版权所有，侵权必究！

**图书在版编目(CIP)数据**

友好筛查"胃肠"不可：胃肠镜的无痛旅行 / 袁建虎，廖专主编. —— 北京：人民卫生出版社，2022.1

（常见病就医指导丛书）

ISBN 978-7-117-32458-8

Ⅰ. ①友… Ⅱ. ①袁… ②廖… Ⅲ. ①胃肠病 – 内窥镜检 Ⅳ. ① R573.04

中国版本图书馆 CIP 数据核字（2021）第 236783 号

| 人卫智网 | www.ipmph.com | 医学教育、学术、考试、健康，购书智慧智能综合服务平台 |
| --- | --- | --- |
| 人卫官网 | www.pmph.com | 人卫官方资讯发布平台 |

常见病就医指导丛书

**友好筛查"胃肠"不可：胃肠镜的无痛旅行**

Changjianbing Jiuyi Zhidao Congshu

Youhao Shaicha "Weichang" Buke：Weichangjing de Wutong Lüxing

**主　编：**袁建虎　廖　专
**出版发行：**人民卫生出版社（中继线 010-59780011）
**地　　址：**北京市朝阳区潘家园南里 19 号
**邮　　编：**100021
**E - mail：**pmph @ pmph.com
**购书热线：**010-59787592　010-59787584　010-65264830
**印　　刷：**北京顶佳世纪印刷有限公司
**经　　销：**新华书店
**开　　本：**787 × 1092　1/32　　印张：5
**字　　数：**88 千字
**版　　次：**2022 年 1 月第 1 版
**印　　次：**2022 年 1 月第 1 次印刷
**标准书号：**ISBN 978-7-117-32458-8
**定　　价：**32.00 元
**打击盗版举报电话：**010-59787491　E-mail：WQ @ pmph.com
**质量问题联系电话：**010-59787234　E-mail：zhiliang @ pmph.com

编　者（按姓氏拼音排序）

安海燕　北京大学人民医院

曹　裕　海军军医大学第一附属医院（上海长海医院）

丁冠男　首都医科大学附属北京友谊医院

顾　伦　海军军医大学第一附属医院（上海长海医院）

关　雷　首都医科大学附属北京世纪坛医院

蒋　斌　中国人民解放军南部战区海军第一医院

蒋　熙　海军军医大学第一附属医院（上海长海医院）

李　帆　首都儿科研究所附属儿童医院

廖　专　海军军医大学第一附属医院（上海长海医院）

刘　阳　北京中医药大学东直门医院

刘国凯　北京中医药大学东直门医院

刘鲲鹏　北京大学国际医院

潘守东　首都儿科研究所附属儿童医院

钱阳阳　海军军医大学第一附属医院（上海长海医院）

万　磊　首都医科大学附属北京友谊医院

王元辰　海军军医大学第一附属医院（上海长海医院）

夏　天　海军军医大学第一附属医院（上海长海医院）

叶　鋆　海军军医大学第一附属医院（上海长海医院）

袁建虎　北京市肛肠医院（北京市二龙路医院）

张　莉　北京市肛肠医院（北京市二龙路医院）

张旭光　北京市肛肠医院（北京市二龙路医院）

赵　磊　首都医科大学宣武医院

郑　晖　中国医学科学院肿瘤医院

朱佳慧　海军军医大学第一附属医院（上海长海医院）

# 丛书编委会

**主任委员**

邱贵兴　毛群安　李长宁

**副主任委员**

王　辰　支修益　刘友良　张英泽　胡大一
姜保国　贾伟平　蔡顺利　滕皋军

**委员**（按姓氏笔画排序）

王双苗　王拥军　王建祥　王晓军　卢光明
田向阳　刘　彤　刘华锋　刘秀荣　汤　捷
汤朝晖　孙　桐　阴祯宏　李小宁　李天佐
吴安石　吴欣娟　吴新宝　何建章　汪德清
沈　洪　张西峰　张红苹　张澍田　武冠中
易学锋　郑月宏　赵　宇　俞光荣　宦小晶
秦　耕　敖英芳　柴益民　倪　青　徐水洋
徐静东　翁国星　黄　浩　董海原　曾小峰
虞江丽　裴福兴　霍　焱

**执行秘书长**

刘友良　田晓犁　王占英

4

# 序言一

为实施健康中国战略,响应"健康中国行动"号召,加强医院健康教育与健康促进工作,构建和谐医患关系,针对慢性病防治与管理,由国家卫生健康委员会相关司局、中国健康教育中心指导,白求恩公益基金会医学出版专家委员会承办,会同北京中西医慢病防治促进会、中国健康促进医院专家指导委员会等,就常见病、多发病的诊治与康复,组织医学专家编写《常见病就医指导丛书》(以下简称"《丛书》"),由人民卫生出版社出版。

《丛书》以常见病、多发病为主要选题,一病一册,介绍该病诊治与康复的知识及方法,让患者"对照症状早就医,明明白白去看病,诊断明确聊治疗,高高兴兴保康复",引导患者科学就医,提高疗效。

《丛书》秉承权威性、科学性、实用性、指导性、通俗性的编写原则,图文并茂,让患者能够看得懂、学得会、用得上、离不开。其主要特点:一是作者队伍权威,由临床一线专家担任各分册的主编和编者;二是利用数字化手段,将传统纸质图书与新媒体相结合,融入音视频元素,通过"白求恩健康频道"新媒体平台,让读者既能读书,又能听书看视频,延伸学习;三是组成医学专家巡讲团,深入基层医院和社区,对公众进行面对面的宣教活动。

传播科学的防病知识，科学就医，精准医疗，加强医患沟通，该套《丛书》是一项医学科普的系统工程，具有现实指导意义。

中国工程院院士

邱贵兴

2020 年 10 月

# 序言二

当我翻看这本关于无痛胃肠镜的科普书籍时,心中所想到的不是深奥而精微的专业知识,亦不是前沿而高妙的研究进展,而是回忆起我从事麻醉专业几十年来所经历过的种种消化道疾病的患者们。他们之中有已经发展到肿瘤晚期却因肠梗阻症状而确诊的耄耋老人,有出生不久就查出了先天性巨结肠而饱受折磨的婴儿,有年纪轻轻就因不良生活方式而患癌的职场精英,也有通过规律体检及时发现癌前病变因而彻底治愈的幸运的患者。他们身上的种种经历,既非偶然,又有因果,无不跃然于这本书中的字里行间,提醒着我们应当在繁忙的工作与生活之余对自己的身体健康,尤其是胃肠道健康予以足够的重视和关怀。

民以食为天,人食五谷杂粮难免出现各种病症,而近些年来我们所吃的食物中也包含着种类繁多的食品添加剂。此外,饮食结构失衡、用餐习惯改变、烹饪方式过度、食材配伍禁忌、储存方式不当、烟酒辛辣刺激、身心因素等,都可能成为现代人患上胃肠疾病的因素。

据世界卫生组织 2016 年统计,中国有 1.2 亿严重胃肠疾病患者,世界上每年死于胃肠疾病的人数都在 1000 万以上。《2015 年中国癌症数据报告》显示,我国每年胃癌新发病例数为 67.9 万例,死亡病例数为 49.8 万例,平均每天有近 1.2 万人被确诊为癌症,其中食管癌、胃癌、结肠癌占近 40%。我国是胃癌大国,发病率占全球发病率的 47% 左右,死亡率占全球死亡率的 40% 左右,发病率及死亡率在世界排名第一。

数据显示,胃癌正在逐渐年轻化,发病率已提前到 19 ～ 35 岁。近年来,大肠癌的发病率也在逐年上升。数据显示,我国每 5 分钟就有 1 人死于大肠癌,多数患者发现时已是中晚期,更可怕的是,中国大肠癌年轻化趋势特别明显。美国人大肠癌平均发病年龄是 69.8 岁,而中国人是 48.3 岁,年轻了 20 岁,多数都是 30 ～ 40 岁的中年人。

本书既详细列举了常见的消化系统疾病的众多症状,又介绍了就诊时应了解的注意事项,既科普了常见诊疗方法的原理与适用范围,又提出了诊疗之余日常保养的诸多建议。所以,希望每一位有缘看到这本科普书籍的读者们,无论是出于好奇想了解新知识,还是由于近期身体出现了某些症状而探求答案,都能从中有所收获,这也是本书作者们辛勤编写这本读物的诚挚初衷。

　　当然,现代医学理论与技术在不断发展,人类对疾病的认知也在不断更新,一代又一代医务工作者们不断求索,同时和广大患者一起共同努力除躯体之病痛,助健康之完美,由麻醉科来实现的无痛胃肠镜诊疗技术更能有效缓解患者的躯体不适与心理焦虑。而有效的诊疗亦离不开医患双方的相互信任与密切协作。本书虽不能代替挂号就诊,但希望能成为您就医与保健道路上的得力帮手。

　　祝您健康!

白求恩公益基金会麻醉与镇痛专家委员会　主任委员
首都医科大学麻醉学系　主任
吴安石
2021 年 11 月

# 前言

近日,世界卫生组织发布了2020年全球癌症数据,中国新发癌症人数及癌症死亡人数均位居全球第一。我国每年癌症死亡人数约占我国居民全部死亡人数的24%,每年所致的医疗费用超过2200亿元。随着人口老龄化趋势的进展,癌症对于我国国民健康和社会经济的威胁将日益加重。

我国新发病例数前十的癌症依次是肺癌、结直肠癌、胃癌、乳腺癌、肝癌、食管癌、甲状腺癌、胰腺癌、前列腺癌和宫颈癌;死亡人数前十的癌症依次是肺癌、肝癌、胃癌、食管癌、结直肠癌、胰腺癌、乳腺癌、神经系统癌症、白血病和宫颈癌。不难看出,消化道癌症占据了"半壁江山",特别是食管癌、胃癌和结直肠癌"独占鳌头"。

习近平总书记指出"没有全民健康,就没有全面小康",解除癌症威胁是我国全面建成小康社会必须要跨过去的坎。根据癌症的生物学特性,国际医学界已公认,早诊早治是对抗癌症最有效的手段。随着消化内镜技术的快速发展和普及,对早期食管癌、胃癌和结直肠癌进行诊断和治疗已经成为防治消化癌症最有效的措施。然而,目前民众缺乏主动接受消化内镜检查以进行消化道癌症早期筛查的意识,对消化内镜检查持"不想做、不敢做"的抵触态度。导致

胃肠镜的无痛旅行

我国大部分食管癌、胃癌和结直肠癌患者在发现时已是晚期，失去最佳治疗时机。

因为公众对消化道癌症和消化内镜检查的不了解，造成了大家对疾病和检查有恐惧心理。本书着眼于这一社会痛点，使用通俗易懂的语言配以轻松活泼的插画，向读者普及包括消化道癌症在内的常见消化道疾病知识，以及胃镜、结肠镜等消化内镜的检查方式和注意事项。此外，本书还介绍了无痛胃肠镜检查时麻醉的相关医学知识，以及"不用插管、不用麻醉"的胶囊内镜检查系统。希望读者阅读本书后，能够掌握一定的消化系统疾病相关医学知识，了解常见的消化内镜检查技术，从而打消顾虑，主动参与消化道癌症早期筛查，将食管癌、胃癌和结直肠癌消灭在萌芽阶段，一同助力"健康中国建设"！

本书在撰写过程中，每位作者都付出了艰辛的努力，同时也进行了反复的审校，但疏漏在所难免，敬请广大读者批评指正。

袁建虎　廖专

2021 年 11 月

# 目 录

当你肠胃不舒服时，你会去做胃肠镜吗？为什么这项检查总是因为痛苦、恐惧而遭到患者拒绝，如何让患者轻松、无痛且安全地进行胃肠镜筛查，从而及早发现病症，避免延误病情呢？本书将带你一同开启一次胃肠镜检查之旅，相信看完后，你会找到适合自己的检查方式。

胃肠镜的无痛旅行

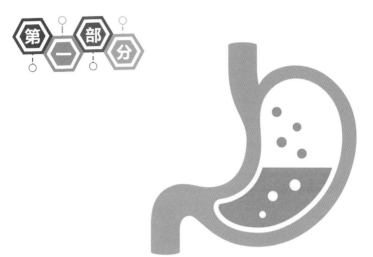

# 对照症状早就医

随着社会的发展，人们生活方式的变化，消化系统疾病的发病率逐年增加，自诊治情况普遍，众多患者因为未能及时就医从而导致疾病迁延不愈，给患者的身体、精神和经济带来了巨大负担。而我国是消化道癌症的高发国家，胃癌、结直肠癌、肝癌、食管癌位于肿瘤发病前十位，因此，正确认识消化系统疾病并对高危人群进行早癌筛查是我们保"胃"健康，"肠"治久安的秘诀。

# 看一看,你患消化系统疾病的风险有多高

消化系统疾病对于我们来说并不遥远,导致它们的危险因素就隐藏在我们身边,对于这些危险因素,让我们一起擦亮眼睛,避免它们吧。

| 常见的消化系统疾病与其危险因素 | |
| --- | --- |
| 疾病名称 | 危险因素 |
| 食管炎、食管癌 | 经常食用腌制食品;吸烟;饮酒;喜进食滚烫的食物;感染;有家族史;偏食 |
| 胃炎、胃溃疡、十二指肠溃疡 | 饮食、作息不规律;精神压力大;幽门螺杆菌感染;高龄;男性;长期使用阿司匹林等非甾体抗炎药;吸烟;饮酒;有冠心病、糖尿病病史;有家族史 |
| 胃下垂 | 体形消瘦;多胎生育的产妇;长期卧床的慢性疾病患者;暴饮暴食或饮食后运动 |
| 胃癌 | 年龄 > 50 岁;男性;经常食用腌制食品和油炸食品;幽门螺杆菌感染;另外,血清蛋白酶原和胃泌素 –17 水平也与胃癌密切相关 |
| 结肠癌 | 患有溃疡性结肠炎、克罗恩病、结肠腺瘤;有结肠癌家族史或既往有乳腺癌、子宫癌或卵巢癌病史;饮食习惯差;肥胖;吸烟等 |

| 疾病名称 | 危险因素 |
|---|---|
| 结肠炎 | 不洁饮食;饮食失调;精神刺激;免疫力低下;过度疲劳;继发感染;用药不当 |
| 肠易激综合征 | 精神压力大或有精神疾病病史;有家族史;生活不规律 |
| 便秘 | 高龄;经产妇;有腹部外科手术史;饮食不均衡;久坐不动;饮水量不足;强忍便意;服用抗酸剂或镇痛剂等药物;患有神经与精神疾病(如脑梗死、抑郁症等)、内分泌与代谢疾病(如甲状腺功能减退症、糖尿病等) |
| 胃肠息肉 | 男性;肥胖;高龄;饮食不规律;暴饮暴食;有家族史;患有胃肠炎 |

总之,消化系统疾病与饮食关系密切,饮食不规律、饮食不当、过分偏食以及长期服用刺激性药物等都可能导致消化系统疾病。另外,酗酒、吸烟、情绪不稳定、工作压力较大、年龄大、有家族史者患消化系统疾病的概率要高于普通人。

## 原来消化系统疾病会有这么多症状

消化系统疾病在人群中如此常见和多发,它们表现出来的症状也多种多样,如腹痛、腹胀、反酸、胀气、腹泻等,往往几个症状同时或先后出现。这些症状是身体向我们发出的"求救信号",我们切不可视而不见。及时关注身体变化、通过症状寻找病因、早发现早治疗才是我们的正确做法。那消化系统疾病一般有哪些症状呢？让我们一起来了解一下吧。

| 常见消化系统症状 | |
| --- | --- |
| 症状 | 定义 |
| 腹痛 | 根据起病快慢、病程长短分为急性腹痛、慢性腹痛。当伴有腹肌强直、消化道出血、腹部包块,痛感不断加重,以及出现冷汗、心慌、乏力、血尿、皮肤发黄、停经等消化道外症状时,需要立即就诊 |
| 腹胀 | 由于胃肠道有大量气体积聚、胃肠功能紊乱、腹水、腹腔占位等引起的饱胀感,严重者可伴有呕吐和疼痛 |
| 呕吐 | 胃肠道内容物通过食管逆流而上的一种反射动作。常有恶心的先兆,当无内容物吐出时称为"干呕",其发生与神经、消化道运动、腹内压等相关 |
| 食欲缺乏 | 进食欲望降低或完全不思饮食。几乎所有的消化系统疾病都能够引起食欲缺乏,尤其明显的有急慢性胃炎、肝炎、肝硬化、胃癌、肠结核等 |
| 反酸、胃灼热 | 胃、十二指肠内容物经食管反流至口咽部,当反流物质为酸性时,称为"反酸",此时常伴有上腹部或胸骨后有一种灼烧或湿热感,即"胃灼热",俗称"烧心" |

续表

| 症状 | 定义 |
| --- | --- |
| 嗳气 | 胃里的气体一过性反流到食管和口腔,俗称"饱嗝",特别常见于十二指肠球部溃疡 |
| 吞咽困难 | 吞咽时胸骨后或颈部有疼痛或梗阻感,食物难以下咽 |
| 上消化道出血 | 食管、胃、十二指肠、胃空肠吻合术后上段空肠以及胆胰疾病所致的出血,常表现为呕血、黑便 |
| 下消化道出血 | 位于屈氏韧带以下的结构,包括小肠、大肠的出血,常表现为便血、黑便、慢性出血或出血较多,还可伴贫血、乏力 |
| 腹泻 | 每日排便次数超过 3 次,大便呈稀便或水样便,根据病程是否在 2 个月内分为急性腹泻和慢性腹泻,偶尔腹泻常与饮食有关,但是经常腹泻不仅会损伤肠道,而且会影响营养物质吸收和体内电解质平衡 |
| 便秘 | 每周自发完全排便次数小于 3 次,并且排便困难、排便为干硬大便或球状大便,当这种排便习惯超过 3 个月,则为慢性便秘 |
| 黄疸 | 由于血清内胆红素升高而引起巩膜、皮肤、黏膜、体液和其他组织的黄染,但并非所有黄染表现都是由于疾病造成。分为假性黄疸、肝细胞性黄疸、胆汁淤积性黄疸和溶血性黄疸 |

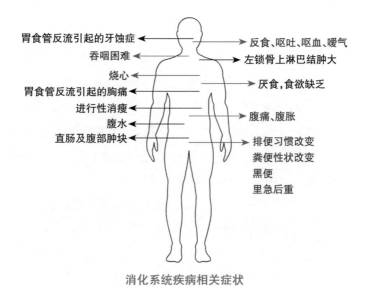

胃食管反流引起的牙蚀症 ← → 反食、呕吐、呕血、嗳气

吞咽困难 ← → 左锁骨上淋巴结肿大

烧心 ←

胃食管反流引起的胸痛 ← → 厌食，食欲缺乏

进行性消瘦 ←

腹水 ← → 腹痛、腹胀

直肠及腹部肿块 ← → 排便习惯改变
粪便性状改变
黑便
里急后重

消化系统疾病相关症状

当腹腔、盆腔、腹膜后组织和脏器发生了急剧的病理变化，在产生腹部症状的同时伴有全身反应，临床上称之为"急腹症"。常见的急腹症包括急性阑尾炎、溃疡病急性穿孔、急性肠梗阻、急性胆道感染及胆石症；消化道以外的疾病包括异位妊娠、尿路结石突发疼痛等，这些疾病需要立即就医，不可延误。

## 对号入座请自查

胃肠道位于腹腔内部，其发生病变时，因位置不明确，初期病变表现不明显,上文所说的症状都告诉了我们什么信息呢? 我们一起来看一下吧。

| 消化系统症状与相关疾病 | |
| --- | --- |
| 症状 | 相关疾病 |
| 腹痛 | **急性腹痛** 可由穿孔、炎症、脏器扭转阻塞或破裂以及血管病变引起,如胃肠穿孔、急性胆囊炎、急性胰腺炎、急性阑尾炎、脏器扭转、破裂、急性肠系膜缺血<br>**慢性腹痛** 病因多样与消化系统相关的疾病有胃溃疡、胃下垂、胆囊炎、胰腺炎、胃肠肿瘤、胃肠道寄生虫病、克罗恩病、慢性结肠炎 |
| 腹胀 | **肠梗阻、肠麻痹、胃肠功能障碍** 与进食或生活方式相关,如顽固性便秘、功能性消化不良、胃轻瘫<br>**胃肠器质性病变** 有疾病史或伴随症状,如克罗恩病、小肠或腹腔肿瘤、肠道憩室 |
| 呕吐 | **食物中毒** 与进食相关并常伴有腹痛,常群体性突然发病<br>**幽门梗阻、胃轻瘫** 呕吐物量多并有隔夜食物,多在进食后1小时发生<br>**食管性呕吐** 呕吐物中有未完全消化的食物<br>**小肠低位梗阻** 呕吐物有粪臭<br>**尿毒症** 有肾脏病史并伴有严重的恶心感<br>**脑卒中** 有高血压病史,常伴有头痛、恶心<br>**脑肿瘤** 喷射样呕吐 |

| 症状 | 相关疾病 |
|---|---|
| 反酸、烧心 | 反酸、烧心常一同出现<br>食管癌、贲门失弛症、食管狭窄　伴声音嘶哑、哽噎感或吞咽困难,反流物为中性或碱性食管内容物,严重者可带有血液<br>幽门不全梗阻、溃疡病、胃炎　伴腹胀,反流食物为酸性胃内容物<br>食管憩室　伴有吞咽困难,反流物为不消化的食物并伴有臭味,伴有烧心感<br>反流性食管炎　反流物为酸性物质,食管由于炎症损害而产生烧心、胸痛的感觉,但是烧心程度不一定与食管损伤程度成正比,根据损伤程度分为糜烂性和非糜烂性 |
| 嗳气 | 胃溃疡　以十二指肠球部溃疡患者多见,常伴胃胀<br>慢性胃炎　胃酸分泌过多<br>消化不良、胃排空缓慢、胃扩张　胃内容物过多 |
| 吞咽困难 | 口腔食管的器质性病变　食管炎、食管溃疡、肿瘤、贲门失弛症、甲状腺肿大、纵隔肿物、扁桃体炎、肌无力等<br>神经精神因素　破伤风、狂犬病、酒精中毒、癔症等 |
| 消化道出血 | 消化性溃疡　上消化道出血的首要病因,有长期节律性、周期性上腹部痛,受精神因素以及饮食因素影响<br>急性胃黏膜损害　愈合快(24小时内),出血量少,损伤程度轻<br>食管胃底静脉曲张　有肝炎、肝硬化病史,可有黄疸等体征<br>食管贲门黏膜撕裂综合征　有饮酒或服药后发生剧烈呕吐史 |

续表

| 症状 | 相关疾病 |
|---|---|
| 消化道出血 | 胃癌　40岁以上人群发病率高,多为少量出血,存在慢性出血<br>大肠息肉、大肠癌　50岁以上人群发病率高,常伴便血或大便隐血以及大便规律的改变,可有家族遗传倾向<br>血管发育不良　50岁以上人群发病率高,可自行愈合,常伴有贫血症状<br>痢疾　细菌性痢疾为水样便,后期可有脓血;阿米巴痢疾大便为酱红色黏液样,有腥臭味<br>痔　伴有便秘、肛门疼痛,痔核脱出等情况 |
| 腹泻 | 急性腹泻常因食物、药物中毒,急性肠道感染所致<br>急性小肠炎　每天大便3～6次,量多,常因有胆汁而呈黄绿色<br>急性结肠炎　每天大便10～15次,量少,伴里急后重,大便常有黏液和脓、血<br>慢性腹泻　常因慢性消化系统疾病和全身性疾病引起,如肠易激综合征、消化功能差、肠道菌群失调等,大便带血且有里急后重感,则可能为溃疡性结肠炎;若发生于进食油腻或饮酒后,大便表面可见油花,则可能为胰源性腹泻 |

　　消化系统疾病远远比我们想象的隐匿且复杂。除了以上几个常见且典型的,需要及时就诊的胃肠道症状,也有很多不典型症状,而这些不典型症状同样需要引起我们的注意,一旦发现,要记录下来,并在就诊时向医生阐述清楚。

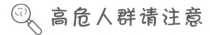 **高危人群请注意**

消化系统疾病症状多种多样,但是是否没有症状就可以掉以轻心呢?答案是否定的,下面我们就一起来看一看,哪些人群需要更加留意自己的胃肠健康。

**1. 老年人** 年纪大者因为泌酸腺体萎缩,胃内胃酸分泌不足,有利于细菌生长,胃内细菌增加,可促进亚硝酸类致癌物质产生,长期作用胃黏膜可导致癌变。并且结直肠癌的发病率在40岁以后显著上升,因此,建议年龄≥40岁的人,应将胃镜检查作为常规体检项目;年龄≥45岁的人,应每5年进行一次结肠镜检查。

**2. 幽门螺杆菌感染者** 幽门螺杆菌与胃溃疡、胃癌的发生密切相关,并且还可能通过共桌吃饭传染给家人。国际癌症研究机构将幽门螺杆菌(helicobacter pylori,Hp)感染定为Ⅰ类致癌原(Hp感染与胃癌的发生直接相关)。Hp最常见的检查方式是$^{13}$C呼气试验,其检查耗时短、无痛苦、准确性高。因此,建议尽早进行Hp筛查,并且一旦查出Hp阳性,则应及时进行胃镜检查并严格遵从医嘱进行Hp根治治疗。

**3. 既往史** 既往患有慢性萎缩性胃炎、胃溃疡、胃息肉、肥厚性胃炎、恶性贫血以及做过胃切除手术的患者,其胃癌发病率往往高于健康人群,因此,应遵医嘱进行胃镜检查。既往诊断为结直肠息肉、溃疡性结肠炎、克罗恩病、结肠血吸虫病、遗传性非息肉病性结肠癌、家族性腺瘤性息肉病的人群,应当尽早进行结肠镜检查并酌情缩短检查时间的间隔。

**4. 家族史** 胃癌、食管癌、结肠癌患者具有家族高发趋势,他们的一级亲属(父母、子女和兄弟姐妹)发病率是普通人的 2～3 倍,甚至更高。主要原因在于相似的生活环境和饮食方式,以及家庭成员的遗传因素。所以,一级亲属中有患胃癌或食管癌的人,应当每年进行胃镜检查。一级亲属中有患结肠癌的人,建议尽早进行结肠镜检查。

**5. 存在不良饮食习惯者** 高盐饮食(食盐每日摄入量超过 10g)、经常食用腌制食品、吸烟、重度饮酒、喜食粗糙和过烫的食物等都会对上消化系统造成损伤,增加胃炎患病风险,并且胃癌的发生率也会升高。同时,"三高一低"饮食即高脂肪、高蛋白质、高热量、低纤维素饮食结构会增加结直肠癌的患病风险。

**专家有话说**

胃肠镜是诊断胃肠疾病最为直观且最为可信的"金标准",因此,对于这些高危人群,应克服胃肠镜检查的恐惧心理,按时去医院进行体检筛查,做到"早发现、早治疗"。

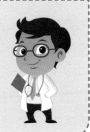

**特殊人群要关注**

**1. 60 岁以上检查者** 随着人口老龄化的加速,内镜技术水平的提高,健康检查的普及,60 岁以上的检查者逐年增加。相对于年轻人,他们对检查的耐受度更低,依从性更差,因此需要给予更多的关注。

**老年人可以做胃肠镜检查吗?**

一般来说,胃肠镜检查对年龄没有太大的限制。是否能够做胃肠镜,主要根据老年人的心肺功能检查、全身状况表现,评估其能否耐受整个检查过程。有的患者因为心肺功能不全而不能平卧,便无法进行胃肠镜检查;对于 60 岁以上的人群无论其是否合并心肺疾病,只要能以平常速度无障碍步行至二楼,且安静状态下心率小于 100 次 / 分,即可行胃肠镜检查。

有些老年人对插入式的内镜有恐惧心理,可考虑选择磁控胶囊内镜或无痛胃肠镜检查。研究表明,除了全程无痛苦外,磁控胶囊内镜在检查的准确性方面和传统的胃肠镜相同,给患者带来了巨大的福音。无痛胃肠镜检查在麻醉下进行,检查时患者处于睡眠状态,患者是否可行麻醉下胃肠镜检查,需要在检查前到麻醉门诊进行麻醉评估并获知注意事项。

**注意事项**

● 检查前：应准确评估检查者的身体素质及其对内镜检查的耐受度；积极进行心理疏导，消除老年人的紧张情绪；老年人一般存在日常用药情况，故检查前7～10天应在医生指导下停用阿司匹林、华法林等抗凝类药物；高血压患者尽量保持血压平稳；有义齿的老人检查前取下义齿，妥善保管。

● 检查中：应密切关注患者的反应，确保其生命体征平稳。

● 检查后：需要有家属陪同监护，嘱咐其清淡饮食、注意休息，如有身体不适及时告知家人。

**2.0～15岁的儿童** 随着电子内镜检查技术的普及和推广，其在儿科中的应用也越来越广泛。

### 儿童可以做胃肠镜检查吗？

多项研究表明，儿童电子内镜检查及内镜下治疗是安全有效的。儿童上消化道异物取出，儿童消化系统的诸多症状如腹泻、便血等，都有赖于电子内镜来明确病变部位、性质和程度，且内镜下治疗效果好、创伤小，有明显优势。总而言之,对于儿童来说,通过电子内镜检查技术诊治消化系统疾病是十分有必要的。

**注意事项**

● 检查前:婴幼儿的依从性最差,无法与其进行有效沟通,多数情况下,只能全麻后进行内镜操作;处于换牙期的儿童应注意其牙齿有无松动,避免操作过程中牙齿误入气管;若患儿易发扁桃体炎,检查前应注意扁桃体有无肿大,避免操作造成扁桃体损伤;同时应注意患儿有无合并先天性心肺疾病,评估其心肺功能,以免不良事件的发生。

● 检查中:麻醉后会影响医生对患儿情况的判断,并且婴幼儿肠壁薄、耐受能力不如成人,因此插镜动作应准确、轻柔、敏捷;术中严密监测生命体征及血氧饱和度。

● 检查后:观察患儿病情的恢复情况,注意有无出血、穿孔等并发症。

准确到位地对特殊人群在检查前进行身体状况的评估,检查过程中的心理准备、肠道准备等准备工作及护理工作,可大大减少不良事件的发生。

随着生活节奏的加快，工作压力的增大，消化系统疾病逐渐年轻化。40岁以上的人，即使无消化道症状也要做胃肠镜检查。迄今为止，尚无一种方法能取代胃肠镜检查在诊治消化系统疾病中的地位和作用。

　　1.高生存率源于早诊、早治　在中国，胃癌的死亡率排在消化道恶性肿瘤的首位。通常情况下，早期无症状，如果发现即为中晚期，五年生存率仅为20%。同样是胃癌大国的日本，自1983年起便推行应用上消化道钡餐造影对年龄≥40岁的居民每年进行胃癌筛查，并且将胃癌筛查纳入国民癌症筛查计划。2015年，日本将内镜筛查作为优选胃癌筛查方法。因此，日本胃癌发病率虽高，但其死亡率与发病率之比却远远低于我国，且五年生存率达到80%以上。

　　2.没有胃肠镜的体检是不完整的　除了胃肠镜检查外，消化内科常见的检查项目有肝功能、大便常规、幽门螺杆菌筛查、腹部CT、腹部超声等。血清学检查只能从整体的角度评估健康状况，腹部CT、超声从腹部器官的大体形态观察其有无病变,而对于消化道内的微小病变则束手无策。因此,胃镜和结肠镜仍然是针对消化道病变最直接且最有效的筛查方法。往往在所有指标都未见异常的情况下,查胃肠镜却发现了息肉、早癌。因此,没有胃肠镜的体检,反映身体健康状况的价值将大打折扣。此外,症状和胃肠疾病有时没有必然联系,没有症状时体检也最好进行胃肠镜检查。

3. 健康肠胃源自健康生活  消化系统疾病与我们的生活习惯息息相关。在日常生活中,我们为了自己的肠胃健康,要尽量做到不吸烟、不喝酒,饮食规律、多吃新鲜蔬果,少吃或不吃腌制食品和烧烤类食品。学会自我缓解工作压力、不熬夜,保持愉悦的心情,并且经常进行体育锻炼。这样才能在源头上守护我们的胃肠健康!

虽说胃肠疾病种类多样,胃肠肿瘤发病率相对较高,但是只要我们处处留意自己的身体变化,定期体检,谨遵医嘱,养成良好生活习惯,我们就不必太过担心它出现问题啦!

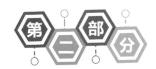

第二部分

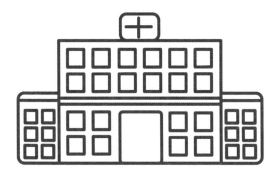

# 明明白白去看病

　　如果你怀疑自己的消化系统出现了问题,需要进一步去医院确诊是否存在胃肠道病变。那么就医前,我们应该做好哪些准备?就医的时候,医生需要哪些信息以帮助患者进一步诊疗呢?明明白白去看病,健康舒心更放心。

## 因消化道症状首次就医需要准备什么

**1. 既往的就医资料和检查结果** 首次就医前需要准备好之前的就医资料和检查结果(包括以往和目前的治疗方案),医生往往根据这些资料判断疾病发生的时间和病情进展情况,以评估患者是否需要进一步做胃肠镜检查和治疗。

**2. 自己简单梳理个人病史** 患者就诊前需要对个人主诉、病史及此次就诊目的做一下简单梳理,这样做会让医生的问诊更加高效,容易抓住问题核心,更快找到症结,以解决问题。

**3. 个人看病所需的证件** 记得带好身份证、医保卡、就诊卡,提前看看门诊手册等导医资料,可帮助尽快就医。

 ## 首次就医看哪个科

**1. 因消化系统不适症状就诊** 如果感觉自己经常有腹痛、腹泻、腹胀、恶心、呕吐、便秘等消化系统的症状,此时就诊应该优先选择消化内科。

**2. 需要做胃肠镜检查而就诊** 胃肠镜检查属于消化内科的专长,消化内科医生会根据患者具体病情和身体耐受情况建议患者是否行胃肠镜检查或治疗。如果单纯行胃肠镜体检,也可以至体检中心就诊。

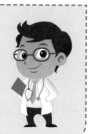

**专家有话说**

　　首次就医的患者不需要一味地追求专家号,普通门诊就能够进行相关的检查及确诊,这样可以节约就医成本和时间。当然,如果遇到紧急发病情况,也可先前往急诊科就诊。

## 首诊前,预先了解医生的问诊内容

　　面对医生你是否会紧张?害怕回答不上问题?害怕漏说自己的症状?不用担心,让我们先来了解一下首诊医生会问你哪些问题吧!

　　1. **"哪里不舒服呀?"** 医生最关心的问题就是"你哪里不舒服?""因为什么来看病的呀?"。所以在就诊前,你可以先梳理一下自己最主要的不适症状或问题,以及持续时间。

　　2. **"怎么个痛法?"** 以常见的腹痛为例,当你告诉医生"腹痛一个星期了"之后,医生会问你:"肚子哪里痛呀?上部、下部、左部、右部,还是肚脐周围?""是突然开始痛的呢？还是慢慢开始的？""多久痛一次，一次痛多久？""是绞痛、隐痛，还是钝痛？有没有向其他地方放射？""有没有什么明显的诱因？比如，吃饭之后就开始痛？吃饭有没有加重或者缓解肚子痛？""除了肚子痛还有哪里不舒服吗？"

3. **"诊治经过"** 如果这次你去的不是首诊医院，那么你之前就诊的情况对医生就很有意义了。医生可以根据你之前的检查、诊断和治疗效果得到重要的信息。医生可能会问你："来之前有没有去其他医院看过？做了什么检查？检查结果如何？吃了什么药？有效果吗？"

4. **"以前有过其他疾病吗？"** 当医生了解你现在的状况之后，就会开始询问你过去的身体状况。比如，"以前有过其他疾病（糖尿病、高血压、乙型肝炎、结核病等）吗？""有没有受过外伤、有没有做过手术？""吸烟多少年？每天抽儿支烟？戒烟多久？饮酒多少年？每天饮酒多少？""有没有对食物或药物过敏？"

5. **"家里人身体还好吗？"** 由于很多疾病具有遗传倾向，所以医生需要掌握你的家族中有无可能的遗传病史，医生可能会问："你的父母、兄弟姐妹、孩子们是否患有相关的消化系统疾病？"

除了上面这些问题，医生还会根据你的具体情况询问其他问题。不过你不用太担心，如实回答医生的问题，配合医生的体格检查，就可以顺利完成初诊。

# 胃肠镜检查在消化系统疾病诊治方面的作用

胃肠镜检查作为常见的疾病诊疗手段被广泛应用于临床,医生会根据患者的具体情况建议是否行胃肠镜检查。那么,胃肠镜检查相对于其他检查有哪些优势?在消化系统疾病诊断中有哪些具体作用呢?

胃肠镜检查是将带有镜头的管道伸入患者口腔、食管、胃部、十二指肠腔内,观察是否存在病变;结肠镜检查是经肛门伸入直肠、结肠腔内观察肠道黏膜情况。与其他检查相比,胃肠镜检查可以直接近距离地观察消化道。此外,超声内镜在观察消化道黏膜病变的同时,还能获得胃肠道层次结构的组织学特征及周围邻近脏器的超声图像,有利于明确病变。

对于有消化道症状或者怀疑自身患有消化道疾病的人来说,**胃肠镜检查往往是诊断消化道疾病的"金标准"**。胃肠镜能够准确地发现病变并在镜下开展相关治疗,包括息肉切除、局部止血、异物取出等。对于某些性质不明确的病变,患者可行胃肠镜下病理活检以明确其性质,以便制定后续的治疗策略。

同时,**胃肠镜检查也是消化系统早癌筛查的重要手段**。胃癌、结肠癌是消化系统常见的恶性肿瘤,患者的预后与肿瘤的分期密切相关,早期肿瘤通常预后较好,晚期肿瘤则预后较差。胃肠镜检查可以及时发现早期病变并进行早期干预,大大提高了患者的生存率。

 ## 胃肠镜检查需要住院吗

一般来说,普通胃肠镜检查是不需要住院的。胃肠镜检查具有安全、操作简单、耗时短等优点,经过专业正规的评估,完善的术前检查和准备,正确妥当的操作,胃肠镜检查风险是非常低的。但是,有一些情况还是需要住院观察与治疗,包括但不限于以下几种情况。

**1. 胃肠镜检查发现某些严重疾病** 消化道出血、穿孔、肿瘤、穿孔可能性大的溃疡等。

**2. 需要在胃肠镜下进行治疗操作** 电凝切除术、内镜下止血等。

**3. 出现与麻醉相关的并发症** 局麻药毒性反应、局麻药变态反应等。

**4. 出现胃肠镜检查的相关并发症** 吸入性肺炎、食道贲门撕裂、出血、穿孔、严重心律失常、急性心肌梗死等。

**5. 其他不适宜离开医院、需要住院观察的情况** 遵循医生的建议住院观察。

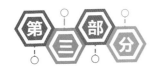

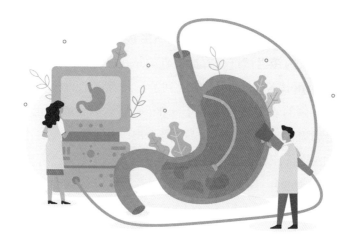

## 关于胃肠镜检查

胃肠镜是一种医学上常用的检查工具,属于消化内镜(消化内镜还包括食管镜、胆道镜等),也是消化科医生们的重要法宝。它是怎么被发明的?又是如何演变发展的?是怎么样的检查过程?有什么具体作用?作为被检查者应该做好哪些检查准备?答案就在接下来的介绍中。

## 借鉴"江湖吞剑术"开创的消化道检查新方式

想要对食管或者胃部进行探查，就必须要解决由口腔的水平轴及咽和食管的垂直轴所形成的角度问题。首先，利用硬式内镜尝试进行胃部检查的是德国医生阿道夫·库斯莫尔（Adolf Kussmaul），他受到了江湖吞剑术的启发，认为既然吞剑的表演者可以吞下一把剑，那么只要能够正确地固定患者头部和颈部的位置，把一根硬质的内镜管子从口腔插入胃部或许也是可行的。

1868 年，库斯莫尔找来吞剑者帮忙进行胃镜检查演示，演示引起了巨大反响，这种方式也推动了消化道内镜检查技术的发展。

## 消化科医生手中的"利器"——纤维内镜

一般可将内镜的发展阶段划分为硬管式窥镜、半屈式内镜、纤维内镜、超声与电子内镜、胶囊内镜等阶段。近几十年随着内镜附属装置的不断改进，如摄影系统、手术器械，使得纤维内镜不仅仅局限于诊断领域，在手术治疗方面同样实现了重大突破,在某些领域甚至有超过外科手术的迹象。

## 消化内镜的"大招"——介入治疗,免受开刀苦

近年来消化内镜在治疗领域取得了突飞猛进的发展,消化道、胰腺、胆道的常规手术,已可以通过消化内镜介入治疗来完成。消化内镜介入治疗是在胃肠镜下进行的各种消化道腔内治疗,相比外科手术,具有无瘢痕、创伤小、痛苦少、患者术后并发症少、恢复快、住院时间短等优点,尤其适合老年、多系统病变或无外科手术条件的患者。那么,消化内镜能做哪些介入治疗呢?

### ● 消化内镜切除术

很多以前需要开胸才能治疗的消化系统疾病,现在都可以做内镜下介入治疗,如胃肠道息肉、起源于黏膜层或黏膜下层的早期肿瘤,主要包括以下两种。

#### ◇ 内镜下黏膜切除术

内镜下黏膜切除术(endoscopic mucosal resection,

EMR）是在内镜下将黏膜病灶整块或分块切除的方法。该方法的圈套器很容易将病变套住，易于掌握切除的深浅度，局部损伤轻微，术中及术后出血等并发症少，较为安全，且切除成功率不受病变部位影响。与胃癌外科根治手术相比，EMR治疗的患者术后出血率、病死率、住院时间及住院费用明显减少。

☞ 内镜黏膜下剥离术

内镜黏膜下剥离术（endoscopic submucosal dissection，ESD）是在内镜下，运用改良的针刀逐渐分离黏膜层与固有肌层之间的组织，最后将病变黏膜及黏膜下层完整剥离的方法。主要治疗早期消化道癌和癌前病变，能够完整切除病变，达到根治消化道肿瘤的效果。具体操作步骤：①在病变周围标记出切除范围；②黏膜下注入生理盐水，使病灶明显抬起；③用内镜手术刀割出环形切线；④黏膜下剥离，使黏膜与固有肌层完全分开；⑤剥离成功，一次完整切除病灶；⑥切除的病灶从患者口中取出做病理检查，并进行止血处理。

## ♥ 内镜下逆行胰胆管造影术

内镜下逆行胰胆管造影术（endoscopic retrograde

cholangiopancreatography，ERCP）是在内镜下经十二指肠乳头插管进入胆管或胰管内，注入造影剂从而逆行显示胰胆管造影的技术，是目前公认的诊断胰胆管疾病的金标准。适用于胆总管结石、胆总管良恶性狭窄造成的梗阻性黄疸、急性梗阻性化脓性胆管炎、Oddi 括约肌功能障碍、急性胆源性胰腺炎、慢性胰腺炎等疾病。

## ❤ 消化道扩张术、支架置入术

消化道扩张术是通过强力伸张消化道狭窄部位的纤维组织，使狭窄处的黏膜和黏膜下肌层断裂；支架置入术是利用支架本身的张力，使受压或狭窄的管腔扩张。适应于各种原因造成的消化道狭窄，如晚期食管癌或贲门癌、食管炎性狭窄、贲门失弛缓、食管术后吻合口狭窄；幽门、十二指肠良恶性狭窄；结直肠良恶性狭窄等。但严重心肺疾病、凝血功能障碍、食管化学性灼伤 2 周内、高位食管狭窄（肿瘤位于上食管括约肌 1 ～ 2cm 内）无法安装支架者不宜行此术。

## ❤ 内镜下止血

消化内镜下止血的方式主要有喷洒止血药、注射硬化剂、电凝止血、激光止血、止血夹止血和胃食管静脉曲张结扎（endoscopic variceal ligation，EVL）。EVL 是内镜下用弹性"O"形结扎圈套住局部的曲张静脉，使被套入的曲张静脉立即缺血坏死、脱落、纤维化，从而使曲张静脉闭塞、消失，达到止血的目的。EVL 是一种创伤小、成功率高、并发症少的介入手段。适用于重症无法手术或拒绝手术、药物治疗和三腔二囊管压迫 24 小时无效的食管静脉曲张出血患者。

## 内镜检查的新技术

随着消化内镜设备及治疗技术日新月异地进步，胃肠镜检查新技术的发展大大提高了消化道早癌等疾病的诊断率，可为肿瘤性疾病提供精准的术前分期，使患者可以进行及时、有效的胃肠镜下微创治疗。

**1. 放大内镜** 是在普通电子内镜基础上增加变焦镜头，使黏膜组织光学放大 1.5 ～ 150 倍。放大内镜可以清晰显示消化道黏膜腺管开口和微血管结构的变化，结合染色内镜或窄带成像，能进一步提高消化道微小病变（如早期食管癌、胃癌等）的早期诊断率，适用于普通胃镜检查发现可疑病灶或者已诊断胃癌前病变者。放大内镜发现的癌前病变及部分早癌，可以采用内镜下黏膜剥离切除的手段达到治愈，无须切胃或开腹手术，大大改善了患者的愈后及生存质量。

**2. 共聚焦显微内镜** 是在消化内镜头端整合了一个显微镜,能获得放大 1000 倍的图像,观察到细微的组织结构、细胞和亚细胞结构。相较于普通内镜,共聚焦显微内镜可以直接观察到黏膜的结构,发现普通内镜下不易察觉的病变,对早期胃肠道肿瘤的诊断快速、准确;共聚焦显微内镜还能在内镜检查时做出是否需要内镜下切除的判断,避免重复内镜检查。在检查过程中,共聚焦显微内镜需要使用荧光造影剂,使组织结构对比更加鲜明,便于观察。由于操作的特殊性,检查前需要对患者进行皮试,判断是否对荧光素过敏。此外,荧光素钠在体内残留,可能会导致患者在检查后 2 天内出现皮肤发黄、尿黄的现象。

**3. 染色内镜** 是通过口服、喷洒或注射等方式,将色素导入内镜下要观察的黏膜内,使病灶与正常黏膜颜色对比更明显,从而有助于病变的识别及目标性活检,又称色素内镜。染色内镜有助于判断病变的良恶性,显示普通内镜不易发现的病灶,以便指导活检。

**4. 超声内镜** 超声内镜(endoscopic ultrasonography,EUS)是在电子内镜前端安装一个高频微型超声探头,将胃镜和超声技术结合在一起的诊断技术。EUS 能像 B 超一样,通过超声波的反射图像看到消化道管腔壁的层次,还能看到胰腺、肝脏、胆囊、膀胱、子宫等管壁外邻近器官和结构。

由于超声探头更靠近病变,EUS 比体外超声看得更清晰。EUS 主要用于判断消化系统肿瘤侵犯深度和淋巴结转移情况、诊断胆管和胰腺病变,还能对肿瘤起源部位、组织学特点及病变的良恶性程度做出一定的判断。EUS 超声引导穿刺,可进行细胞病理检查、注射药物、置管引流、支架置入改道等治疗。

## 哪些情况可以进行胃肠镜检查

　　胃肠镜作为一种能够直接观察到消化道病变的检查技术,在临床上有着广泛的应用。医生会根据患者的具体情况建议是否行胃肠镜检查。那么,什么时候需要行胃肠镜检查? 胃肠镜检查具体查些什么? 以下是胃肠镜检查的适应证,患者对此也要有一定的了解。

### ♥ 胃镜检查适应证

　　● 有吞咽困难、胸骨后疼痛、上腹不适、恶心、呕吐、反酸等上消化道可疑症状,怀疑食管、胃、十二指肠病变,经各种检查未确诊者,应通过胃肠镜检查排除或明确诊断。
　　● 不明原因的上消化道出血,未能明确病因及部位者。
　　● CT、磁共振等影像学检查发现上消化道病变,不能明确病变性质者。

● 消化道相关肿瘤指标异常者,提示消化道肿瘤风险,建议行胃镜检查者。

● 需要通过胃镜进行治疗者,如异物取出、息肉摘除、止血、早期癌变切除等。

● 已确诊上消化道病变,如胃溃疡、十二指肠溃疡、慢性萎缩性胃炎、上消化道肿瘤等治疗后需要定期随访复查者。

● 有胃癌家族史的高危人群,需要定期行胃镜检查。

● 上消化道肿瘤的筛查和常规体检。

## 结肠镜检查适应证

● 存在中下腹痛、腹胀、腹泻、便秘、大便习惯改变、腹部肿块等下消化道可疑症状,经各种检查未确诊者,应通过结肠镜检查排除或明确诊断。

● 低位肠梗阻及腹部肿块怀疑肠道病变者。

● 存在原因不明的下消化道出血,病因及部位不明者。

● 影像学检查发现肠道病变,性质不明确,怀疑恶性肿瘤者。

● 不明原因的消瘦、贫血,相关肿瘤指标异常,提示结直肠肿瘤风险较高者。

● 肠息肉、早期癌症、下消化道异物等需要结肠镜下治疗者。

● 已确诊肠道病变,如炎症性肠病、结肠息肉、结肠肿瘤术后等需要随访和观察疗效者。

● 有结直肠癌家族史的高危人群,需要定期进行结肠镜检查。

● 结直肠肿瘤的筛查和常规体检。

## 检查不是万能的——胃肠镜检查禁忌证

很多怀疑有胃肠疾病的人,当医生建议做胃肠镜检查的时候往往会比较恐慌,但是随着科学的发展,胃肠镜的检查也出现了迭代更新,现如今无痛胃肠镜的检查已经比较普及了,很多人都会选择这种检查方式来检查疾病的进展。但胃肠镜检查毕竟是一个有创的检查,有一定的风险,此外也并非所有人都可以做胃肠镜检查。那么,胃肠镜检查的禁忌证都有哪些呢?

### ● 绝对禁忌证

● 严重心脏病患者,如严重心律失常、心肌梗死活动期、重度心力衰竭。

● 严重肺部疾病患者,如哮喘、呼吸衰竭不能平卧。

● 严重高血压、精神病及意识明显障碍不能合作者。

● 食管、胃、十二指肠急性穿孔的患者。

● 急性重症咽喉部疾患,胃镜不能插入者。

● 处于腐蚀性食管损伤的急性期患者。

## ♥ 相对禁忌证

● 70 岁以上患者。

● 心肺功能不全患者。

● 消化道出血,血压波动较大或不稳定患者。

● 严重高血压患者及血压偏高患者。

● 有严重出血倾向,血红蛋白低于 50g/L 或 PT 延长超过 1.5s 以上患者。

● 高度脊柱畸形患者。

● 消化道巨大憩室患者。

● 局部麻醉药过敏者。

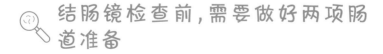

## 结肠镜检查前,需要做好两项肠道准备

胃肠镜检查都需要排空胃肠道。与结肠镜检查前比较,

胃镜检查前胃的排空准备相对简单,检查前两日宜进食容易消化的食物,如稀饭、面条等,不要吃粗纤维食物。检查当日禁食时间不小于 8 小时,禁水(400 毫升以内)2 小时以上,以免食物未消化排空影响胃镜检查的视野。吸烟者最好检查前一日和当日禁烟,以减少唾液和胃液分泌,防止检查期间咳嗽。

肠道是否准备干净,直接影响结肠镜下能不能发现病变或肿瘤。糟糕的肠道准备,毫无疑问会遮掩溃疡、息肉、肿瘤,使医生无法找到它们,也会增加检查时间,降低结肠镜检查安全性,使结肠镜检查的意义大打折扣。肠道准备不好,检查已经失败了一半,因此做好肠道准备有两个关键:即检查前饮食调整和肠道清洁剂的使用。

## ♥ 结肠镜检查前该如何做好正确的肠道准备,有哪些注意事项

**1. 检查前饮食如何调整** 检查当天不能吃早餐,做"无痛结肠镜"时,检查前 2 个小时内不能喝水。检查前 3 天起,饮食方面需注意以下三点。

● 请尽量进食含纤维较少的低渣食物,如精制米、面、无籽的、去皮的水果(如苹果、香蕉),鱼类,果冻,鸡蛋制品,去皮的茎根类食物(如土豆、山芋),流质食物等。

● 尽量避免粗纤维食物,如带籽的蔬菜、水果(如猕猴桃、西瓜、草莓、番茄等),菌菇类,海藻,带菜叶的蔬菜,杂粮(如玉米、麦片),竹笋、鱼干、肉干、坚果、乳制品,豆类等易产生肠道积气的食物,以及油炸食品等。

● 饮用品方面:茶、运动饮料等都是可以饮用的;带果肉的果蔬汁、牛奶、各种酒类都应避免饮用。

**2. 如何正确使用肠道清洁剂** 使用肠道清洁剂的目的是促进肠道内粪便排出,肠道清洁应达到"大便呈无色稀水样,没有固体粪便"的标准。目前临床常推荐使用聚乙二醇作为肠道准备药物,现以聚乙二醇电解质散剂为例,介绍肠道准备方法。

● **服用时间:**没有便秘的患者检查前 4 ~ 6 小时开始服用。

● **服用方法:**将聚乙二醇电解质散剂全部倒入一个较大的容器中,加温开水至 2000 ~ 3000 毫升刻度线充分溶解,大约每 10 分钟服用 250 毫升,2 小时内喝完。在服用泻药半小时左右会出现"腹泻",通常在 7 ~ 10 次左右,需要排便到没有可见固体粪便渣为止。

↪ 常见问答

问:医生,我想把肠道清理得干净些,我可以提前吃泻药吗?

答:请务必按照医嘱服用泻药,服药过早或过晚都会影响肠道准备。

问:医生,我已经住院补液,很久没吃东西了,肠子里应该没有大便了,可以不做肠道准备直接进行结肠镜检查吗?

答:就算没有进食,肠道内也会有许多残积的粪便,还是需要做肠道准备。如果处于禁食状态无法口服泻药,可以经肛门进行灌肠。

问:医生,我便秘很厉害,平时吃了泻药也很难排便怎么办?

答:请务必将这一情况提前告知医生,饮食准备的天数要适当延长,医生也会酌情增加泻药的量或加用其他泻药。

问:医生,别人告诉我吃完泻药拉 4 ~ 5 次就可以了,是吗?

答:每个人情况不一样,主要看粪便性状,达到无渣、透明水样便才行。

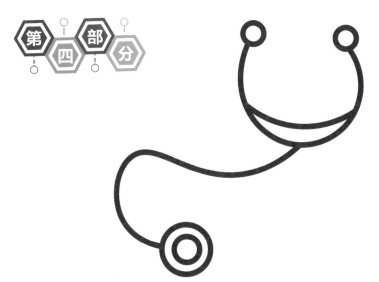

第四部分

# 舒适化医疗下的新技术——无痛胃肠镜检查该怎么做

我们已经了解到胃肠镜检查是一种侵入性诊疗技术,当体检或身体出现异常,胃肠镜检查成为一种必要的检查手段时,我们就会因为担心这种侵袭性治疗给身体带来不适,而不愿意接受检查。然而,随着由麻醉科主导的舒适化医疗的快速发展,使患者无痛苦、无恐惧地接受检查成为可能。

## 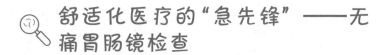 舒适化医疗的"急先锋"——无痛胃肠镜检查

胃肠镜检查是一种医学检查方法,它借助一条纤细、柔软的管子伸入胃或肠中,医生可以直接观察食道、胃、十二指肠以及结肠的病变,即使是微小的病灶也清晰可见。但普通胃肠镜是在患者完全清醒的状态下进行的,时间长、痛苦多,常合并恶心、呕吐、腹痛等症状,给医生的操作带来了困难,患者也常常因为恐惧而拒绝检查。

随着麻醉技术的发展以及舒适化医疗理念的提出,无痛胃肠镜检查越来越普遍。无痛胃肠镜是在传统胃肠镜的基础上,由麻醉医生事先对患者实施静脉麻醉,镇静镇痛药物的使用能够使患者在睡眠状态下接受检查。因此,与普通胃肠镜相比,无痛胃肠镜舒适度更高,创伤更小,医生观察更仔细,操作更准确。同时,无痛胃肠镜能够明显降低患者对于侵入刺激造成的神经、心血管系统的反应,减少心脑血管、神经系统并发症的发生。

## 麻醉医生参与检查过程,为诊疗加一道保险

与普通胃肠镜检查相比,无痛检查中有了麻醉医生加

入,在为患者实施无痛麻醉的同时,还负责患者整个诊疗过程中的安全,可以使消化内镜医生更加专注于检查,不会被患者的其他状况分心。

在实施无痛技术前,麻醉医生会对患者身体情况进行严格的评估,包括确认患者是否患有其他疾病,查看血液、胸片、心电图等检查结果,确保患者能够安全的接受麻醉及检查。

在对患者实施麻醉前,麻醉医生会事先准备好各类麻醉、抢救药品,调试好监护设备和吸氧装置,以便在整个无痛检查过程中实时监测患者的生命体征并及时对出现的各类状况做出处理。

在检查结束患者苏醒后,麻醉医生会再一次对患者的情况进行观察评估,再三确定患者完全从麻醉中恢复后,才会再嘱咐患者注意事项后允许患者离开。

因此,我们可以发现,在整个无痛诊疗的过程中,麻醉医生会一直尽心尽责地陪在患者身边,一方面,确保患者是在无痛状态下接受检查;另一方面,保证患者的生命安全。

## 传统胃肠镜检查,还是无痛胃肠镜检查,我该怎么选

行胃肠镜检查的患者,在检查过程中由于疼痛刺激可能

诱发血压升高,心率加快,对于合并有循环系统功能病变的患者,甚至可引起心绞痛、心肌梗死等一系列心血管应激反应,严重威胁人体健康。因此,选择适合自己的胃肠检查变得至关重要,下面我们就一起来对比一下传统胃肠镜检查和无痛胃肠镜检查。

## ● 传统胃肠镜检查的优点

检查相对方便,不需要太多准备,也不一定需要家属陪同,胃镜检查当天早上禁食、禁饮即可检查,结肠镜检查当天早上服用泻药,下午即可行结肠镜检查。适用人群更广,因为不用麻醉,大多数人都可以选择。患者恢复较快,胃肠镜完全从身体退出来后,不适感基本消失,胃镜做完喉咙会有些不适;结肠镜做完会出现腹胀,排气后即可缓解,完全不影响正常工作和生活。

## ● 传统胃肠镜检查的不足之处

### ⤴ 对患者来说

患者不适感较强,大多数患者在胃镜进入口腔后会感到恶心,有些敏感者会控制不住地流鼻涕、流眼泪、干呕,严重者可能出现食管贲门撕裂。结肠镜检查过程中,如果患者肛裂或肛门狭窄,进镜时,就会感到疼痛剧烈,随后会出现腹痛、腹胀。结肠镜过弯的时候还会出现绞痛,肠道粘连、有腹部手术史、过瘦或过胖的患者痛感更为明显。一部分人因为器械刺激迷走神经,可能会出现大汗、心慌、虚脱等情况。所以,有一部分选择传统胃肠镜检查的患者会因为不耐受这些感觉而放弃治疗或之后选择无痛胃肠镜检查继续完成检查或治疗。但是,也有患者对这些检查反应轻微,可以耐受。每个人的体验不同,也不好预估。

⇨ 对医生来说

会影响观察,医生一边要专心进镜,定睛观屏,随时根据患者的反应来改变进镜节奏,同时还要安抚患者,很难一心一意,一镜到底。行胃镜检查的患者感到恶心的同时,胃也会缩成一团,医生为了能够将胃里的情况看清楚,还要充气把胃撑开,充气与胃收缩反复对抗的过程会加重患者痛苦、延长检查时间。行结肠镜检查的患者因为感到腹痛、腹胀会不自主地鼓起肚子来对抗进镜,使进镜难度增大,同时增加了一些精细化操作(如取病理、息肉切除)的难度,甚至会导致检查失败。

## ❤ 无痛胃肠镜优点

● 过程舒适无痛,消除患者的恐惧感,提高检查积极性,利于疾病早发现、早治疗。

● 消除患者在检查时不配合的诱因,使医生检查操作更顺畅,方便医生仔细观察,为医生创造良好的检查和治疗条件。

● 减少操作刺激引起的应激反应,使患者血压心率相对平稳,降低心脑血管并发症的发生率。

## ❤ 无痛胃肠镜缺点

**1. 流程相对复杂** 因为增加了麻醉环节,所以做结肠镜检查前,要查心电图,空腹抽血进行生化、血常规、凝血功能、传染病等基本检查,还需要带着检查结果找麻醉医生进行评估,若合并其他疾病,可能还会做进一步检查来评估身体情况,评估合格者才能接受全麻。检查前禁食 6 ~ 8 小时,禁饮 2 小时以上;检查当天要有家属陪同,检查后 24 小时内不能开车。

**2. 麻醉有一定风险** 毕竟是一次全身麻醉,麻醉过程中可能出现血压下降,呼吸抑制,有呛咳窒息的风险,通过麻醉医生术前的详细评估,以及术中的严密监控、保驾护航,可以使这些风险降到最低。

3. **麻醉后不适** 部分患者做完后会出现头晕、恶心、呕吐,有宿醉感,但大部分患者症状轻微,休息后就能很快缓解。

4. **费用稍贵** 无痛胃肠镜增加了麻醉相关费用,不过大部分地区现在已经将此费用纳入医保的范围。

# 到底哪种胃肠镜检查适合我

了解了传统胃肠镜检查和无痛胃镜检查,以及两者的优缺点后,我们应该如何选择呢? 这就需要我们从三个维度去综合考虑。

## ❤ 麻醉医生把关"能不能"

在麻醉医生眼中,只要符合麻醉条件,每个患者都有享受舒适化医疗的权利和需求。

## ❤ 做胃肠镜检查的医生建议"该不该"

做胃肠镜的医生会根据多年的工作经验,患者的自身情况,检查内容及治疗项目的复杂程度,患者既往进行胃肠镜检查的经历和感受进行综合评估,从而给出相应的建议。一般来说,腹部有过手术史、过胖或过瘦的患者容易增加胃肠镜难度;平时刷牙容易干呕的患者也属于敏感者,对于此类耐受较差的患者,通常建议进行无痛胃肠镜检查。另外,检查或治疗项目复杂、对检查存在恐惧感的患者,通常也会被要求进行无痛胃肠镜检查。

## ♥ 患者决定"想不想"

如果患者对于胃肠镜检查没有恐惧心理,那么选择传统胃肠镜检查比较快捷、经济、不给家属添麻烦。如果患者对结肠镜检查产生恐惧,过瘦或过胖,有腹部手术史或曾经胃肠镜检查失败,还是建议选择无痛胃肠镜检查。

## 🔍 无痛胃肠镜需要看麻醉科门诊吗

无痛胃肠镜检查前,患者需要到麻醉科门诊就诊,由麻醉医生进行麻醉前筛查和术前评估,排除禁忌证。

麻醉医生会询问患者既往病史,是否合并严重的心肺疾病、癫痫或严重的神经系统疾病。是否存在喘鸣史、打鼾或睡眠呼吸暂停史。既往是否有胃肠镜检查或麻醉镇静不良反应史。是否有精神疾病史、过敏史。当前疾病与用药情况,饮酒或吸烟情况。是否怀孕,体重情况,实验室检查结果。

重点检查和评估心肺功能、气道情况等,记录心率、血压、吸空气下脉搏氧饱和度;听诊是否有喘鸣音、哮鸣音、心脏杂音、心律失常;是否存在口咽、面部或颈部解剖结构异常,如面部畸形、悬雍垂不可视、短颈、弓形腭、小下颌、下颌突出、口小等,以制定个体化的无痛胃肠镜的麻醉方案。对于存在药物滥用、酗酒或是慢性疼痛综合征的患者可能需要较大剂量的麻醉药。对于老年患者或存在心血管疾病的患者,一般还需要完善心电图、心功能检查。

在麻醉门诊,麻醉医生会向患者告知麻醉方案和流程,给予检查前指导,做好麻醉准备,并签署麻醉知情同意书。

## 预先了解麻醉医生的问诊内容

**1.描述就诊的主要原因**　医生会了解患者此次就诊最想解决什么问题,准备做什么检查或者手术。因此,你需要提前梳理一下自己的病情。

**2.有没有其他的消化道疾病史,比如消化道出血、胃肠道梗阻等**　如果存在其他消化道疾病,请告知医生,有助于判断术前胃肠道功能状态,如存在急性胃肠道梗阻,则是胃肠镜检查的禁忌证,不适合进行胃肠镜检查。

**3.是否有高血压、糖尿病、冠心病等慢性疾病,是否得到有效治疗,目前是否有症状? 是否有哮喘、慢性支气管炎及其他肺部疾病;睡觉是否打鼾,有没有憋醒过  这些问题可以使麻醉医生更好地了解你的呼吸情况,从而更好地进行麻醉前的准备。

4. 是否有脑血管疾病、肝肾相关疾病及精神疾病等  如果有这些疾病要告知麻醉医生,因为这些疾病及用药会和麻醉用药有一定的相互作用,医生会根据你合并的疾病及所用药物,制定更适合你的麻醉方案。

5. 是否有肝炎、结核病等传染性疾病  如果你有肝炎、结核病等传染性疾病,请告知你的麻醉医生,为了你和其他患者的医疗安全,医生会根据你的情况安排相应的胃肠镜消毒方案。

6. 近期是否有咳嗽、咳痰、发热等  如果你近期患呼吸道疾病,有发热、咳嗽、咳痰等症状,建议完全恢复后 1 ~ 2 周再行无痛胃肠镜检查。

7. 是否在特殊时期,比如月经期、妊娠期、哺乳期、放化疗期  若你处在以上特殊时期,病情允许的情况下可酌情延后检查时间。

8. 是否有手术史、麻醉史? 你接受过什么手术,采用何种麻醉方式,麻醉和手术过程中有什么特殊的情况吗? 术后有什么不舒服吗  麻醉医生了解上述情况,可以制定更安全的麻醉方案。

9. **是否有长期用药史、药物过敏史**　每天服用什么药物以及对哪些药物过敏,必须告诉麻醉医生。你所用的药物可能与麻醉药物产生相互作用,增强或减弱麻醉效能,也有可能会增加麻醉药物的副作用。严重的药物过敏反应会危及你的生命安全,所以一定要告知麻醉医生。

10. **既往有无吸烟、饮酒不良嗜好**　吸烟多少年,每天吸几支烟;饮酒多少年,饮酒频率和饮酒量;吸烟、饮酒是否已戒,戒了多少年等。这些会对麻醉产生不利影响,我们会根据你的情况,加强监测,保障你的安全。

11. **是否进行了术前的化验检查,结果是否正常**　检查结果也是术前评估很重要的一部分,请就诊的时候携带检查结果。

12. **检查当日是否进食、进水,以及最后一次进食、进水的具体时间**　胃肠镜检查需要空腹,才能清楚地看到消化道黏膜。无痛结肠镜检查需要禁食 6 ～ 8 小时,禁饮 2 小时以上,并在禁食、禁饮的基础上进行肠道准备。

13. **有没有假牙,嘴张大有困难吗**　在无痛胃肠镜检查时需要保证呼吸道通畅,有时需要辅助应用面罩、口咽通气道、喉罩等通气工具。为防止活动的假牙脱落,检查前需要提前摘下;另外如患者张大口受限,麻醉医生需要提前准备好合适的辅助通气工具。

14. **有没有类风湿性关节炎、强直性脊柱炎等疾病**　很多时候,大家在做无痛胃肠镜时会睡着,麻醉医生会管理你的呼吸,术前让麻醉医生充分了解你的气道情况,如有特殊情况,我们会为你准备高级气道设备以保障安全。

## 哪些人不适宜做无痛胃肠镜检查

1. 有常规胃肠镜操作禁忌证或拒绝镇静麻醉的患者。

2. 美国麻醉医师协会(American Society of Anesthesiologists, ASA)麻醉风险分级Ⅳ～Ⅴ级的患者,也就是说生命垂危,随时有死亡风险的患者。

3. 未得到适当控制的、可能威胁生命的呼吸或循环系统疾病,如未控制的严重高血压、严重心律失常、不稳定性心绞痛、急性呼吸系统感染、哮喘发作期。这些患者有可能在麻醉期间导致不稳定的病情进一步加重。

4. 肝功能障碍(Child-Pugh C 级以上)、急性上消化道出血伴休克、严重贫血、胃肠道梗阻伴有胃内容物潴留。这些患者如果实施麻醉会出现恶心、呕吐,有误吸的风险,因此应避免实施无痛胃肠镜检查。

5. 无陪同或陪护人员的患者。

6. 有镇静 / 麻醉药物过敏史或其他严重麻醉风险的患者。

# 磨刀不误砍柴工——无痛胃肠镜 检查前的准备

前面我们已经告诉大家如何根据自身情况选择是否做无痛胃肠镜检查以及如何与麻醉医生就自身身体情况进行沟通。那么,当我们确定要做无痛胃肠镜检查后,又该如何提前做好充分的准备工作呢? 下面我们将详细探讨这一问题。

**1. 检查前的消化道准备**　检查前清空消化道,不仅是内镜检查的要求,也是接受无痛麻醉的前提条件。因为在麻醉状态下,患者由于镇静镇痛药物的作用,各种神经反射都被减弱了,有极少部分患者会在检查过程中由于侵入刺激消除不完全或是麻醉药物的副作用而产生恶心、呕吐的反应,而恶心、呕吐的发生,有可能会增加反流、误吸的风险。反流、误吸是一种非常严重,甚至危及生命的并发症,因此患者应当严格遵从医嘱,检查前禁食 6 ~ 8 小时,禁饮 2 小时以上(注意这里的"饮"是指清亮液体,牛奶、豆浆、粥属于"食")。如果是身体条件较差的成人、老年人或者儿童,必要时可提前输注复方电解质进行补液治疗。

**知识点**

反流指由于贲门松弛或胃内压力过高等原因,胃内容物逆流到咽喉腔的现象。误吸指由于患者咽喉反射迟钝或消失,胃内容物进入气道,造成气道阻塞或吸入性肺炎。

**2. 检查前的精神准备** 许多患者心理负担较重,因而对麻醉和检查感到紧张和恐惧、顾虑重重,甚至对自己的检查结果感到悲观、绝望。这种情绪的波动不仅会影响患者的心理健康,还可引起患者机体内环境的紊乱,进而影响患者对麻醉和检查的耐受性。因此,建议接受无痛胃肠镜检查的患者在检查前应充分与麻醉医生和检查医师沟通,可就麻醉过程、检查过程、无痛胃肠镜检查的可靠性和安全措施等问题向医生提问,以便详细了解这一医疗过程,做到心中有数。同时,还可将自身的特殊情况如合并疾病、过敏史、用药史等提前告知医生,以便麻醉医生与检查医生能够在麻醉检查前做好应急预案,保障你的人身安全。人格权和知情权是每个患者应有的权利,因此患者不必觉得不好意思,医患之间良好的沟通不仅可以增进患者对医疗行为的了解,从而更加配合,还可能让医生根据不同患者的情况"因材施治",更好地进行个体化治疗。

胃肠镜检查的安全保证——术前
必要的辅助检查

很多人认为无痛胃肠镜检查就是睡着觉做检查,却很少有人知道手术和麻醉过程能够顺利、安全进行,与麻醉前充分的准备工作密不可分。为了避免和减少麻醉并发症的发生,麻醉前的准备是关键环节。它是保证患者麻醉安全进行的前提,而患者的积极配合又是完善麻醉前准备的前提。

为了保证麻醉的安全,麻醉医生会通过一些辅助检查来了解患者的身体情况以及一些慢性病的控制情况,从而判断患者麻醉的风险级别。血液是机体体液的重要组成部分,如果各器官发生病理变化,往往会引起血液成分的变化,所以还要通过验血来评估机体的健康状况。

## ❤ 血常规

血常规是最常规的血液检查,通过检测血液中三种不同功能的细胞(红细胞、白细胞、血小板)的数量及形态分布,来判断疾病。当红细胞出现异常时,主要提示可能有贫血等疾病,严重贫血在进行麻醉时,循环很难稳定,会增加麻醉相关风险。当白细胞出现异常时,主要提示可能存在感染、过敏或血液疾病等情况。当血小板出现异常时,主要提示血液在凝血方面可能存在异常,内镜检查时取病理或息肉切除后,伤口止血可能存在困难。以上情况均不宜行无痛胃肠镜检查。

## ❤ 生化检查

生化检查是指用生物或化学的方法来对人体进行身体检查,生化检查内容包括肝功能、血脂、空腹血糖、肾功能、尿酸等项目,常用于常规体检普查和疾病的筛查。

### ☞ 肝功能

肝脏好比是我们人体的化工厂,它既负责合成我们身体中需要的物质成分,还负责分解身体中不需要的成分,如参与药物的分解代谢。肝功能出现异常,可能会影响麻醉药物在体内的分解和代谢。

### ☞ 肾功能

肾脏是人体最重要的排泄器官,人体合成的各种代谢废物和毒素(如麻醉药物的代谢)都需要经过肾脏排出体外,当肾脏出问题时,体内的代谢废物及有毒物质不能及时排出,会对身体造成危害,严重的会危及生命。

⤴ 心肌酶

心肌酶是存在于心肌的多种酶的总称,心肌酶升高主要与心肌的坏死有关,有关患者有可能存在严重的心肌炎、急性的心肌梗死。

⤴ 电解质

电解质是人体血浆构成的重要组成部分,当生化检查电解质出现异常时,提示体内出现电解质紊乱,将导致机体不同的损害。

⤴ 血糖

人体内各组织细胞活动所需的能量大部分来自体内的葡萄糖即血糖,血糖维持在一定的水平,才能维持各器官及生理需要。血糖异常主要包括高血糖和低血糖。

## ♥ 传染性疾病检查（免疫八项）

病毒性肝炎、艾滋病、梅毒等传染性疾病可通过血液传播,所以在输血、创伤或侵入性手术时会存在传播疾病的危险。为了最大限度地避免医源性感染,同时也为了维护医生和患者的利益,对这些感染性指标的联合检测就显得尤为重要。只需要一管血就可以满足术前感染指标的筛查，结果报告更加精准快速，为临床手术安全保驾护航。

## ♥ 心电图

心脏在产生收缩、舒张动作之前，它的心肌细胞——这个"小小发电厂"可以自主地发出规律的生物电流，然后启动心肌收缩、舒张。这些微弱的生物电流可以沿着心脏周围的脏器组织从四面八方传导到皮肤上。医生用心电图机记录到特殊的图形，称为心电图。如果心肌细胞发电和传导过程不正常，就会显示出异常的心电变化。心电图在诊断、治疗疾病中的指导作用非常重要。作为麻醉前的常规检查，心电图主要用于心肌梗死和心律失常的确诊，确诊率接近 100%；也可以辅助诊断冠心病、心肌病、心肌炎、心脏瓣膜疾病、先天性心脏病、高血压、肺心病。另外，在用药过程和手术过程的监测方面也起到重要的作用。

## 无痛胃肠镜检查需要家人陪伴吗

检查当天，麻醉医生会询问患者禁食、禁饮情况，做无痛结肠镜检查的患者还会被问及清肠药物服用的时间及服用完的时间，医生会综合判断患者胃肠道排空情况，检查当天身体的一般情况,如是否存在上呼吸道感染及肺部感染、麻醉前的血压等,如果身体状况良好,麻醉耐受力也会好,麻醉也会更安全。

麻醉当天一定要有家属陪同,原因有以下四点。

1. 由于麻醉的时候,患者是无意识的,所以检查前身上的贵重物品等应交给家属妥善保存。

2. 患者在实施胃肠镜检查过程中是无意识的,检查中发现病变等情况时,医生需要和患者家属沟通、制定方案。

3. 胃肠镜检查前,患者需要专心等待检查,一些就诊流程中的工作,如取药、交费等需要由家属完成。

4. 诊治后的前 3 个小时内需要有家属全程陪护,以保证麻醉苏醒过程的顺利;诊治后 12 小时内不能饮酒,因酒精会增强麻醉药的作用;诊治后 24 小时内不能驾驶机动车辆、进行机械操作、从事高空作业和其他有危险性的工作,以防意外。所以须由家属把患者安全地送回家中,尽早休息。诊治后 24 小时内最好不要做需要精算和逻辑分析的工作,也不要签署重要文件。

# 🔍 无痛——儿童胃肠镜检查的标配

## ❤ 儿童也需要做胃肠镜检查吗

儿童的大量胃肠道疾病需要通过胃镜和 / 或结肠镜进行诊断和治疗。以下为儿童胃镜和结肠镜检查的主要适应证。

### ☞ 诊断性胃镜

吞咽困难、疼痛,顽固性或慢性症状性胃食管反流,呕吐、呕血,持续性上腹部疼痛,不明原因的肠易激症状,厌食,体重减轻、发育停滞,不明原因贫血,腹泻、消化不良(慢性),胃肠道出血。

### ☞ 治疗性胃镜

食管 / 胃内异物取出、食管狭窄扩张、食管静脉曲张结扎、控制上消化道出血。

### ☞ 诊断性结肠镜

慢性或水样腹泻、可疑下消化道出血、不明原因贫血、结直肠息肉病(诊断和复查)、发育停滞 / 体重减轻。

⤷ 治疗性结肠镜

息肉切除、异物取出、狭窄段扩张、止血。

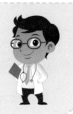

**专家有话说**

若儿童误食了腐蚀性物质（如强酸、强碱）、纽扣电池、强磁力玩具（磁力珠），均存在食管和胃肠道穿孔等风险，需要尽早到急诊科进行内镜检查。

## 儿童可以做无痛胃肠镜检查吗

新生儿、婴儿和幼儿通常无法配合完成传统的胃肠镜检查，一般都需要在深度镇静或全身麻醉下进行操作，因此可以说无痛是儿童胃肠镜检查的标配。

## 儿童做无痛胃肠镜检查有年龄限制吗

新生儿、婴儿和幼儿都可以安全进行无痛胃肠镜检查，没有年龄限制。

## 儿童做无痛胃肠镜检查有禁忌证吗

儿童做无痛胃肠镜检查的禁忌证很少。凝血功能障碍、中性粒细胞减少，以及合并严重的呼吸和／或循环系统疾病是无痛胃肠检查的相对禁忌证。对于这些患儿，需要确定实施无痛胃肠镜检查的好处是否大于风险。

## ♥ 儿童做无痛胃肠镜检查前的准备

儿童做无痛胃肠镜检查前，应做好生理和心理两方面的准备。同时，需要麻醉医生进行充分麻醉／镇静前评估。麻醉／镇静前评估的主要内容包括患儿现病史、既往史、用药史、过敏史，以及年龄、体重、基本生命体征等患儿一般状况。患儿合并败血症、休克、脱水、电解质失衡、急性和慢性呼吸系统疾病、心血管系统疾病（特别是紫绀型先天性心脏病）、急性和慢性神经系统疾病、肝功能不全、肾功能不全、凝血功能障碍等情况下，麻醉／镇静和胃肠镜操作的风险明显增加，必须仔细权衡进行无痛胃肠镜检查的获益和风险。

## ♥ 结肠镜检查前，怎样为儿童进行肠道准备

儿童结肠镜检查进行肠道准备时，必须优先考虑安全性和儿童的意愿，并应考虑患儿的年龄、临床状态和预期执行程度。目前儿童肠道准备方案在各医疗中心差别较大。对于 2 岁以下婴幼儿，可在 24 小时内摄入无渣清饮料（水、糖

水、苹果汁等),再使用5ml/kg的生理盐水灌肠,通常可满足肠道清洁的要求。对于2岁以上儿童,可以通过使用等渗肠道灌洗液(如含或不含电解质的聚乙二醇溶液),饮食限制,刺激性泻药(如番泻叶等),来完成肠道清洗和准备。若主要依靠含电解质的聚乙二醇溶液进行肠道准备,大多数儿童大约需要80ml/kg。6岁以下儿童通常不太可能摄入足够量的肠道准备液。在住院条件下,可通过鼻胃管在24小时内给予所需容量的洗肠液。

## ❤ 为儿童进行镇静/麻醉是怎样一个过程

麻醉医生经过镇静/麻醉前评估后,会根据患儿情况和内镜医师的诊疗计划,综合确定患儿的镇静方案,具体包括是否使用抗焦虑药,操作过程中气道管理方式(面罩、鼻氧管、气管插管等),选择合理的镇静、镇痛药物,术中监测指标,术后恢复计划(麻醉苏醒地点、是否当天离院回家)等。

婴幼儿通常很难与父母分离,也有许多年龄稍大的儿童在胃肠镜检查前高度焦虑。强行让患儿与家长分离,不仅影响内镜检查的正常进行,还可能对患儿正常心理和行为发育造成长期不良影响。麻醉医生经常会在检查前,通过口服、滴鼻等方式,给予患儿抗焦虑药(如咪达唑仑),以缓解患儿操作前的紧张和焦虑,便于患儿与家长分离。

操作过程中,大多数镇静、镇痛和紧急处理药物需要通过静脉给予,所有进行无痛胃肠镜检查的患儿均需要事先开放外周静脉,也就是输液。由于孩子最害怕打针,护士阿姨通常会提前半小时,在孩子双侧手背血管条件好的部位涂抹局部麻醉药物。这样在扎针时,通常不再有疼痛感。

儿童内镜检查过程中最常使用的麻醉/镇静药是丙泊酚。丙泊酚静脉注射后起效迅速(30 秒钟左右),操作过程中,麻醉医生会根据刺激强度和操作时间,分次追加或持续输注,以维持合适的镇静/麻醉深度。除镇静药物外,通常还需要复合使用镇痛药(如芬太尼),以增强镇静和镇痛效果,减少镇静药物用量和药物相关不良反应。对于需要在气管插管全身麻醉下完成的操作(如婴幼儿食管扩张、内镜下逆行胰胆管造影等),通常还需要使用肌肉松弛药(如罗库溴铵、顺式阿曲库铵等)。无痛胃肠镜检查操作结束后,麻醉医生停止药物输注,患儿通常在 10 ～ 30 分钟左右从深度镇静/麻醉中恢复意识。

## ❤ 儿童无痛胃肠镜检查的常见风险有哪些

儿童和成人之间有许多生理上的差异,儿童镇静和麻醉期间出现并发症的风险会增加。与成人相比,儿童气道直径小,气流阻力大,黏液和/或水肿会使气流阻力进一步增加。儿童舌体偏大,扁桃体和腺样体在 5 ～ 7 岁达到最大。因此,儿童镇静和麻醉期间,最常见的风险是气道梗阻和低氧血症。

儿童上呼吸道感染(感冒)期间和之后数周内,会出现气道高反应性,容易出现喉痉挛和窒息,需要进行气管插管的操作应延期进行。儿童单位体重氧耗量高于成人,对低氧血症的耐受性比成人差。无痛胃肠镜检查期间,即使短暂的呼吸暂停,也会导致氧饱和度降低。

另外,由于儿童皮肤较薄,散热面积相对较大,更容易发生快速脱水和体温降低。尽管大多数胃肠镜检查的持续时间较短,但儿童在接受检查期间应尽可能穿好衣服,并适当控制室内温度,以避免上述情况发生。

## ❤ 如何保障儿童无痛胃肠镜检查期间的安全

麻醉医生在儿童无痛胃肠镜检查期间,将会持续对患儿的心率、血压和脉搏氧饱和度进行监测。另外,麻醉医生还会利用二氧化碳波形图持续监测患儿的呼吸情况。所有儿科麻醉医生都是儿科急救复苏专家,无痛胃肠镜检查期间出现的任何呼吸、循环、气道等并发症,都由责任麻醉医生和内镜操作医生在第一时间进行处理。

## ♥ 儿童接受无痛胃肠镜检查后,可以当天出院回家吗

完成无痛胃肠镜检查后,还需要监测患儿的生命体征和血氧饱和度,观察是否存在内窥操作或镇静/麻醉相关不良反应。儿童离开医院前应易于唤醒,保护性反射完全恢复(能正常饮水、咳嗽等),语言交流和活动能力(如下地活动)应达到操作前水平。注射过镇静、镇痛逆转剂(如氟马西尼、纳洛酮)的儿童,需要观察更长的时间。因为镇静、镇痛药的作用时间可能超过逆转药物的作用时间,并导致再次镇静和呼吸抑制。因此,儿童接受无痛胃肠检查后,能否当天离院回家,主要取决于孩子的病情和是否出现操作或镇静/麻醉相关不良反应。通常1岁以上儿童接受常规无痛胃肠镜检查后,若无操作和镇静/麻醉相关并发症,并达到以上恢复标准,可以当天离开医院回家。

孩子在离开医院之前,医护人员会向家长和监护人提供具体的书面和口头指导信息。主要包括潜在不良反应的迹象和症状,发生不良反应时应遵循的处理步骤,以及24小时在线的紧急联系电话。若儿童离院回家路上使用儿童座椅,应特别注意观察儿童头部位置,以防止气道阻塞。这种情况下,手术当天最好有2名以上家长陪伴儿童。

## ❤ 儿童无痛胃肠镜检查小结

　　儿童通常需要在深度镇静或麻醉下接受胃肠镜检查。儿童接受无痛胃肠镜检查前,应由儿科麻醉医生对患儿进行镇静/麻醉前评估。对已知或怀疑摄入腐蚀性物质、纽扣电池、强磁力珠的儿童,应前往急诊进行内镜检查。麻醉医生在儿童接受无痛胃肠镜检查期间,会全程持续监护患儿生命体征,确保患儿安全。1岁以上儿童接受常规无痛胃肠镜检查后,意识、语言和活动能力恢复到操作前水平,无操作和镇静/麻醉相关不良反应,经麻醉医生和内镜操作医师评估和指导,通常可在当日离院回家。儿童接受无痛胃肠镜检查后,若由家长自驾离院回家,至少应由2名家长陪同,以防回家途中出现气道梗阻。

## 艰难的选择——孕期能做无痛胃肠镜检查吗

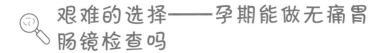

## ❤ 妊娠期无痛胃肠镜检查的风险和适应证有哪些

　　妊娠期进行无痛胃肠镜检查具有潜在风险,因为胎儿对母体低氧血症和低血压非常敏感,容易导致妊娠终止。妊娠期过度镇静,可导致低通气或低血压;仰卧位时巨大的子宫压迫下腔静脉,可降低子宫血供,导致宫内供氧不足。对胎儿的其他风险还包括致畸(源于药物或放射线暴露)和早产。

当不进行胃肠镜检查,明确会对胎儿和／或母亲造成伤害时,就需要果断进行胃肠镜检查。在必须进行诊疗干预的情况下,与放射线检查和手术相比,胃肠镜操作通常安全性更高。

妊娠期无痛胃肠镜检查的主要适应证如下。

● 大量持续性胃肠道出血。

● 严重或反复发生恶心、呕吐或腹痛。

● 吞咽困难或疼痛。

● 高度怀疑有结肠肿物。

● 严重腹泻,其他检查无异常。

● 胆源性胰腺炎,症状性胆道结石或胆管炎。

● 胆管或胰管损伤。

## ♥ 妊娠期无痛胃肠镜检查所使用的药物安全吗

妊娠期药物安全性分为 5 类。无痛胃肠镜检查期间没有 A 类药物可供使用,通常可选择 B 类和 C 类药物。大多数操作,可选择轻度(抗焦虑)或中度镇静。深度镇静必须由有经验的麻醉医生负责实施。无论镇静深度如何,都必须时刻警惕反流、误吸和困难气道风险。妊娠相关的生理改变涉及心肺和胃肠系统,也涉及气道解剖形态的改变,如常见的口咽部组织水肿和声门开口径降低。因此,妊娠期无痛胃肠镜检查期间,必须进行严密监测。

| 妊娠期药物安全性分类 | |
|---|---|
| 分类 | 描述 |
| A 类 | 良好设计的对照研究充分证实妊娠期用药对胎儿无不良影响 |
| B 类 | 动物实验未见药物对胎儿存在不良影响,人类妊娠期研究尚不充分;或者动物实验显示药物对胎儿有不良影响,但良好设计的妊娠期人类对照研究,未见药物对胎儿存在不良影响 |
| C 类 | 动物实验显示药物对胎儿存在不良影响,尚无人类相关研究;或者尚未进行动物实验,在人类妊娠期的研究不充分 |
| D 类 | 良好设计的人类妊娠期对照研究或临床观察,已经证实药物对胎儿存在风险。但治疗后获益,超过潜在风险 |
| X 类 | 良好设计的人类对照研究或临床观察,或已有动物实验,明确证实药物对胎儿有害。该药物禁忌用于妊娠期或准备怀孕妇女 |

## ❤ 妊娠期无痛胃肠镜检查，有哪些药物可供选择

### ☞ 哌替啶（B类）

研究未发现哌替啶具有致畸作用。使用哌替啶后，胎儿心率变异可能消失 1 小时以上，但并不是胎儿窘迫征象。

### ☞ 纳洛酮（B类）

纳洛酮是阿片类药物拮抗剂，注射后快速起效，2 分钟内可透过胎盘，未发现有致畸作用。在阿片类药物依赖孕妇中可导致阿片类药物戒断症状，因此禁用于药物依赖孕妇。妊娠期无痛胃肠镜检查出现呼吸抑制、低血压等情况时，可在严密监测条件下使用。临床上应警惕纳洛酮作用消失后，可能出现再次镇静的风险。

### ☞ 丙泊酚（B类）

妊娠期使用丙泊酚镇静的安全范围较窄，使用时应进行密切监护，且必须由有经验的麻醉医生负责实施。孕早期使用丙泊酚的安全性尚不明确。

### ☞ 胰高糖素（B类）

胰高糖素是内镜逆行胰胆管造影时常用的解痉药，妊娠期可以使用。

### ⇗ 表面麻醉剂

表面麻醉剂,如利多卡因(B 类),常用于减轻呕吐反射,使胃镜更容易通过口咽部进入食管。有研究显示,在孕早期使用利多卡因,未见致畸作用。妊娠期使用表面麻醉剂后,可以漱口和吐出药物,尽量避免咽下去。

### ⇗ 氟马西尼(C 类)

氟马西尼是苯二氮䓬类药物拮抗剂,在妊娠期的安全性尚不明确。在小鼠和大鼠动物实验中,未发现致畸作用,但孕期暴露于氟马西尼可导致雄性后代神经行为发生细微改变。

### ⇗ 西甲硅油(C 类)

西甲硅油在妊娠期尚缺乏研究证据,但在临床使用较多,未见明确不良反应。

### ⇗ 抗生素

妊娠期预防性使用抗生素的指征与非妊娠期患者相同。需要注意的是,有些抗生素对胎儿具有明确的不良反应,另一些抗生素仅在特定孕期才能使用。

| 妊娠期使用抗生素的安全性 | |
|---|---|
| **安全性** | **药物名称** |
| 孕期使用安全 | 青霉素　头孢菌素　红霉素（依托红霉素除外）克林霉素 |
| 孕期避免使用 | 喹诺酮　链霉素　四环素 |
| 孕早期避免使用 | 甲硝唑 |
| 孕晚期避免使用 | 磺胺类　呋喃妥英 |

☞ 洗肠药

聚乙二醇电解质等张导泻溶液（C 类）在妊娠期的安全性尚不明确。磷酸钠制剂（C 类）可导致水电解质紊乱，应谨慎使用。妊娠期妇女只准备行乙状结肠镜检查时，使用自来水灌肠即可。

☞ 苯二氮䓬类（D 类）

地西泮（安定）不能用于妊娠期镇静。有证据显示，妊娠期使用安定与胎儿发生腭裂有关。孕晚期使用安定，可导致神经行为异常。咪达唑仑未发现与先天性畸形相关。妊娠期单独使用哌替啶镇静不足时，通常可选择咪达唑仑。咪达唑仑应避开孕早期使用。

## ♥ 妊娠期无痛胃肠镜操作的注意事项

● 所有计划行无痛胃肠镜检查的孕妇,无论孕周为多大,均需要咨询产科医生和麻醉医生。

● 妊娠期行无痛胃肠镜检查,必须有明确的适应证,尤其在高危妊娠情况下更是如此。

● 如果可能,尽量将无痛胃肠镜检查推迟到孕中期或孕晚期。

● 使用最低有效镇静药物剂量。

● 如果可能,选择 B 类药物。

● 尽量缩短操作时间。

● 孕妇检查时保持左侧卧位,或左侧骨盆倾斜位,以避免下腔静脉或主动脉受压。

● 若需要从腹外加压,应朝向远离子宫方向用力。

● 根据孕周和具体条件,个体化决定是否需要胎心监测。

● 孕 24 周以前,在无痛胃肠镜操作前和操作后,使用多普勒胎心仪确认胎心率存在。

● 孕 24 周以后,在无痛胃肠镜操作前和操作后,需要同时进行电子胎心和宫缩监测。尽可能在具备新生儿和儿科专业的医疗机构进行无痛胃肠镜检查。如果条件允许,应在操作前、操作中和操作后,同时监测胎心率和宫缩,出现胎儿窘迫或妊娠相关并发症时,应具备产科医师紧急会诊条件。

● 胎盘早剥、临产、破水、未控制的妊娠惊厥(子痫),是妊娠期无痛胃肠镜检查的禁忌证。

● 内镜逆行胰胆管造影在妊娠期仅用于治疗性目的,主要适应证包括胆源性胰腺炎、有症状的胆总管结石、胆管炎等。检查期间应最大限度地降低放射线透视时间和放射线暴露剂量,以最大限度减少胎儿射线暴露。

## ♥ 哺乳期无痛胃肠镜检查注意事项

哺乳期无痛胃肠镜检查的适应证、禁忌证、操作前准备、操作中监护、放射线暴露、内镜设备等均与妊娠期相同。需要特别注意的是,无痛胃肠镜检查期间使用的药物,有可能通过母乳喂养传递给婴儿。使用特定药物后,若存在通过母乳喂养对婴儿产生不良影响的顾虑,建议哺乳期妇女在无痛胃肠镜检查完成初期,通过吸乳器吸出乳汁,并进行丢弃处理。

## ♥ 哺乳期无痛胃肠镜检查常用药物的安全性

### ☞ 咪达唑仑

咪达唑仑可分泌至乳汁。建议哺乳期妇女无痛胃肠镜检查,使用咪达唑仑后暂停哺乳 4 小时。

### ↻ 芬太尼

芬太尼可分泌至乳汁,但乳汁内浓度很低,无明确药理作用,用药后 10 小时,乳汁内浓度降至可检测范围以下。有研究显示,哺乳期妇女全身麻醉诱导期间静注芬太尼 100μg,婴儿 24 小时内通过乳汁暴露的药物剂量为母亲的 0.024%,该研究也不建议用药后停止哺乳。芬太尼可安全用于哺乳期无痛胃肠镜检查。

### ↻ 哌替啶

哌替啶在乳汁内浓度增加,用药后 24 小时仍可从乳汁内测出含量。有研究显示,哌替啶可通过母乳喂养传递给婴儿,并对婴儿的神经行为产生不良影响。建议哺乳期行无痛胃肠镜检查,尽可能使用芬太尼代替哌替啶,尤其哺乳婴儿为新生儿或早产儿时。

### ↻ 丙泊酚

丙泊酚用药后乳汁内药物浓度在 4 ～ 5 小时达到峰值。有研究显示,哺乳期妇女全麻诱导时静脉注射丙泊酚 180 ～ 200mg,婴儿在 24 小时内通过母乳喂养暴露的药物剂量是母亲的 0.015%。这种微小药物剂量在婴儿中没有明确的药理作用,因此不建议用药后停止哺乳。

☞ 拮抗药

纳洛酮和氟马西尼在哺乳期的安全性均不明确。纳洛酮口服不产生药理作用,通过哺乳对婴儿产生影响的可能性不大。

☞ 抗生素

青霉素和头孢菌素从乳汁内分泌的量非常微小,可在哺乳期安全使用。氧氟沙星和环丙沙星可通过乳汁分泌,其毒理作用尚不明确。喹诺酮可影响婴儿关节发育,哺乳期应避免使用。母乳喂养的婴儿存在早产、葡萄糖-6-磷酸脱氢酶缺乏或其他疾病时,哺乳期妇女应避免使用磺胺类药物。

| 抗生素在哺乳期的安全性 | |
|---|---|
| 安全 | 避免使用 |
| 青霉素 | 磺胺类 |
| 头孢菌素 | 环丙沙星 |
| 红霉素 | 氧氟沙星 |
| 呋喃妥英(哺乳婴儿存在葡萄糖–6–磷酸脱氢酶缺乏时除外) | 甲硝唑(对婴儿作用未知,存在一定顾虑) |

## ♥ 妊娠期和哺乳期无痛胃肠镜检查小结

　　妊娠期无痛胃肠镜检查应具有明确的适应证,并尽可能推迟到孕中期以后实施。检查前应咨询产科医师和麻醉医生,以决定孕妇和胎儿监护水平。妊娠期中度镇静首选哌替啶,必要时复合使用小剂量咪达唑仑;深度镇静应由有经验的麻醉医生负责实施。妊娠期可安全开展内镜逆行胰胆管造影,但应最大限度降低胎儿射线暴露风险。妊娠期无痛胃肠镜检查,若需要使用电灼,首选使用双极电凝;若使用单极电灼,粘贴负极板时应避免电流通过子宫。孕晚期无痛胃肠镜检查,在操作前、操作中和操作后,都应保持左侧卧位。妊娠期若需要使用抗生素,应根据具体情况和孕周合理进行选择。

　　哺乳期无痛胃肠镜检查首选芬太尼和 / 或丙泊酚。只要患者能从麻醉 / 镇静状态中完全恢复,就可以进行母乳喂养。使用咪达唑仑镇静后,建议暂停母乳喂养 4 小时。哺乳期预防性使用抗生素可选择青霉素、头孢菌素和红霉素,避免使用喹诺酮和磺胺类抗生素。

# 麻醉是否伤大脑——麻醉专家有话说

前述内容已经向广大患者介绍了无痛胃肠镜检查的种种优势,但是肯定有许多患者想知道麻醉是否会对自身产生不良影响,如麻醉对患者的大脑是否会造成损害? 下面我们来详细解答这一问题。

无痛胃肠镜检查常用的麻醉药物主要包括镇静与镇痛药两类。常选用的镇静药物为丙泊酚,它起效迅速,注射后约 90 秒即可完全发挥作用,且持续时间很短,只有 5～10 分钟。丙泊酚是一种快效、短效的静脉麻醉药物,苏醒迅速、完全,且不易在体内蓄积,目前广泛用于麻醉诱导、镇静和麻醉维持。

除镇静药物以外,在无痛胃肠镜检查的麻醉过程中还常使用小剂量的阿片类镇痛药物。由于无痛胃肠镜检查的刺激比普通手术小很多,因此在实际无痛胃肠镜检查的麻醉过程中镇痛药物使用剂量非常微小,甚至某些情况下即使不使用也能满足检查需要。

因此,无痛胃肠镜检查过程中使用的麻醉药物作用时间短且用量微小,通常情况下,不会对神经系统造成损伤。那么,如果患者情况特殊呢? 我们接下来谈谈两类特殊患者。

**1. 老年人** 有研究发现,部分老年人会在麻醉手术后出现学习能力、记忆力下降等情况,医学称之为围术期神经认知紊乱(perioperative neurocognitive disorder,PND)。但是,大多数老年患者会在短期内恢复正常且无残留并发症,只有极少部分患者会进一步发展恶化。目前研究认为这种情况的出现与患者年龄、手术检查类型及麻醉时间相关。而无痛胃肠镜检查比手术刺激小且麻醉时间非常短(大部分在 5 ~ 10 分钟),因而发生 PND 的概率非常低。

**2. 未成年人** 麻醉是否会影响孩子智力,是很多家长都会关心的问题。目前多数研究认为,没有足够的证据表明麻醉会引起孩子认知的损伤。而唯一值得重视的是,在神经系统快速发育时期的儿童(4 岁以前),应该尽量避免经历多次麻醉,但是否因此会影响患儿的认知和学习能力,目前研究也没有定论。因此,我们希望家长们不要因为这些微小的不确定性而耽误了患儿的治疗。

综上所述,目前现代麻醉使用的各种全麻药物均为对人体影响极小、代谢时间很短的药物,且检查结束后可完全经人体代谢排除。目前的实践表明,在专业麻醉医生手中,麻醉药物是基本不会对脑部产生任何不可逆的损害。

## 🔍 消除疑虑做检查,过程其实很简单

无痛胃肠镜检查期间不会有任何不适,简单地说,麻醉下做胃肠镜检查就是美美地睡了一觉。无痛胃肠镜检查期间的麻醉目标为改变患者的意识状态、减少焦虑,遗忘不愉快的感觉,提高痛阈,保证呼吸道通畅、气道保护反射存在,使血流动力学稳定;同时,避免患者激动、无法唤醒、低氧血症、窒息、心律失常、高血压和低血压等意外的出现。

无痛胃镜检查室的麻醉设备、监测标准同手术室内麻醉一致,目的是保障患者的绝对安全。通常会配备麻醉机、监护仪、供氧装置、吸引装置、气道支持设备、常规麻醉药物、急救药品、除颤仪等。

通常无痛胃肠镜检查室分为等候区、检查区和恢复区。

在等候区,医务人员会再次核对患者的信息,明确禁食、禁饮情况,去除义齿、眼镜、饰品、助听器,开放输液通路。实施无痛胃镜检查的患者,需要提前服用利多卡因胶浆进行口咽部表面麻醉,抑制胃镜导致的咽喉部反射,便于置入胃镜,同时可以减少口腔、食管和胃内的泡沫,保持胃镜镜头清晰。

进入检查室以后,根据检查类别要求,在清醒状态下,摆放好体位,佩戴鼻导管吸氧,连接监护仪,监测血压、心电图、脉搏、氧饱和度,就可以开始麻醉了。无痛胃镜检查的

患者,通常采用"左侧屈膝卧位、口角低位",面对检查医生,背对麻醉医生,并在清醒状态下,安置牙垫,避免患者麻醉后牙齿咬住胃镜。无痛结肠镜检查的患者,通常采用"屈膝卧位",背对检查医生,面对麻醉医生。

麻醉医生通过静脉输液,推注麻醉药物,目前常用的麻醉药物包括镇静催眠药物丙泊酚、依托咪酯,镇痛药芬太尼、舒芬太尼、瑞芬太尼,以及具有镇静遗忘作用的苯二氮䓬类药物咪达唑仑等。麻醉医生会根据患者的一般状况、合并疾病情况、胃肠镜检查的需要,选择不同的药物组合和剂量,采取个体化的麻醉镇静方案,维持适当的麻醉深度,同时保证检查的顺利进行,保证患者检查期间无不适,麻醉药物对其生理影响最小,风险最低。

无痛胃肠镜麻醉通常采用静脉注射给药,起效迅速,通常 1 分钟内,患者就会平稳的进入梦乡;药物代谢快,单次给药后 10 ~ 15 分钟患者即可完全苏醒。等待患者睡着以后,睫毛反射消失、全身肌肉松弛,胃肠镜检查医生才会开始置入胃肠镜进行检查。胃肠镜的检查时间不等,根据操作内容的不同,检查时长短则几分钟,长的可达半小时甚至一小时,不过在检查期间,患者都是处于麻醉或镇静状态,是感觉不到时间长短的。麻醉过程中,麻醉医生会密切关注检查进程,通过观察患者的呼吸频率、呼吸幅度,结合监护仪器的参数,严密监测患者的意识、呼吸、血压、心率等指标,保障患者的绝对安全。麻醉医生会与胃肠镜检查医生密切配合,一旦检查接近完成,立即停用麻醉药物,患者也很快会平稳的苏醒过来,没有任何不适。经常有患者苏醒过来以后,认为检查还没有开始进行。

患者苏醒后,会被转移到恢复区,继续给予吸氧、心电监测、保护性约束,一直到患者完全清醒,才可以拔除输液通路,在家属的陪伴下离开医院。离开医院的标准为神志清楚,呼吸循环稳定,能够正确回答问题,定向力和运动功能恢复良好,能够独立下床。离院方式最好为坐车,并有家属陪伴,半小时后可以适当饮用清水,每次不超过 50ml,检查后 24 小时内不可驾车、操作重型或可能有危险的机械、从事精细工作。

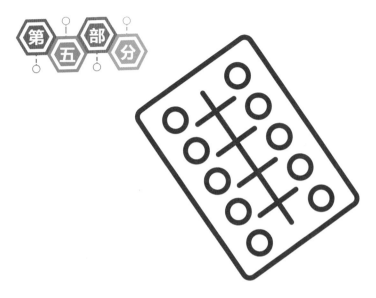

# 无痛胃肠镜检查流程早知道

　　无痛胃肠镜检查增加了舒适性,减少了不必要的恐惧感,我们该如何预约和就诊呢? 检查过程中,麻醉是如何进行的? 让我们提前了解无痛胃肠镜的检查流程吧。

## 无痛胃肠镜检查就诊与预约

首次就医的患者不必一味地追求专家号,普通门诊即可确诊。另外,请务必至少提前一天预约挂号,门诊就诊请前往消化内科。

**1. 首次就诊前的准备**　携带以往的就诊病历、检查结果等,以便医生判断病情及疾病发生的时间;清晨空腹就医;另外携带医保卡、门诊手册。

**2. 如何提出无痛胃肠镜检查**　胃肠镜检查分为普通胃肠镜检查和无痛胃肠镜检查,两者都是由消化内科医生完成,区别在于后者需要由麻醉医生给予麻醉处置,减少检查不适,提高就医质量。你可以在就诊时直接和消化内科医生沟通,申请无痛胃肠镜检查。

## 麻醉前评估

无痛胃肠镜检查前,需要进行麻醉前评估。患者务必至少提前一天预约挂号,或当日前往麻醉科就诊。

### ♥ 评估内容

主要包括询问病史、体格检查、辅助检查。下列情况不建议行无痛胃肠镜检查。

● 心理障碍、精神疾病及不配合的患者。

● 因潜在或已并存的疾病可能会导致术中出现严重并发症的患者（如恶性高热家族史，过敏体质者等）。

● 近期出现急性上呼吸道感染未愈者，哮喘发作及持续状态。

● 困难气道。

● 预计术后呼吸功能恢复时间长的病态肥胖或阻塞性睡眠呼吸暂停综合征患者。

● 吸毒、滥用药物者。

## ♥ 术前须知及用药

术前常规禁食、禁饮、戒烟。推荐参照美国麻醉医师协会术前禁食规定。完善术前宣传教育及咨询工作，履行知情告知义务，签署手术、麻醉知情同意书。原则上不建议麻醉前用药。对焦虑明显、迷走张力偏高的患者可酌情给药。

| 清饮料及不同食物建议禁食时间 | |
| --- | --- |
| 类别 | 建议禁食时间 / 小时 |
| 清饮料 | ≥ 2 |
| 配方奶或牛奶 | ≥ 6 |

| 类别 | 建议禁食时间 / 小时 |
|---|---|
| 淀粉类固体食物 | ≥ 6 |
| 脂肪及肉类固体食物 | ≥ 8 |

**注意事项**

● 建议禁食时间只适用于无胃肠道动力障碍的患者。

● 糖尿病患者应尽量安排在第一台检查,若不能,需要密切监测血糖。

● 术前需要口服用药的患者,允许在术前 1 ～ 2 小时用 0.25 ～ 0.5ml/kg 清水将药片研碎后服下,注意缓释、控释制剂禁止研碎服用。

## 无痛胃肠镜检查前的辅助检查

检查内容可依据患者具体病情、麻醉方法的选择而定。各项检查应在术前完成,如果检查后患者病情变化,建议术前复查能反映病情变化的相关项目。针对存在其他疾病的患者,可在评估病情的基础上进一步完善术前准备,必要时多学科会诊制定术前准备方案、安排检查时间,增加患者对检查和麻醉的耐受性、安全性。

## 麻醉注意事项

患者在麻醉门诊完成无痛胃肠镜检查的麻醉前评估,并完善相关的术前辅助检查后,需要保持电话通畅,等待做无痛胃肠镜检查的通知。患者进入胃肠镜室之后,为充分保障安全,麻醉医生在麻醉前会再次核实患者的情况。

**1.患者基础信息的核查**  麻醉医生会询问患者的姓名、身高、体重以及合并基础疾病等具体信息。大部分无痛麻醉的给药剂量根据患者的体重来计算,同时为尽可能减少麻醉带来的并发症,如心率减慢、缺氧等,麻醉医生会综合考虑患者的健康状况,调整麻醉药物剂量甚至麻醉方法。因此,患者须如实告知麻醉医生自己存在的基础疾病及平时的活动量耐受情况。

**2.检查前禁食、禁饮时间是否充足**  只做普通胃镜检查的患者检查前需禁食6~8小时,而做结肠镜检查的患者还需要彻底清空肠道。如果检查前禁食、禁饮时间不够或肠道未完全排空(可通过排便时大便性状判断,如果是清亮水样便就代表肠道已排空)不仅会影响检查的质量,还可能导致麻醉相关并发症,如胃内容物反流至呼吸道,发生误吸性肺炎。

**3. 查看牙齿有无活动、摘掉假牙**　在做无痛胃镜检查时,需要检查前咬住一个坚硬的牙垫,如果患者口腔内有活动的牙齿,在咬合牙垫时需注意保护活动的牙齿,可摘掉的假牙需提前摘掉,以防止牙齿或假牙脱落堵塞气管导致窒息。

**4. 是否有过敏体质**　无痛胃镜实施前,有时需要患者将略有苦味的利多卡因胶浆含于咽部 5 ～ 10 分钟以降低胃镜置入过程中可能发生的呛咳;常用的麻醉药丙泊酚,其溶剂含有大豆油,故已知自己对利多卡因或大豆类食物过敏的患者须于检查前告知麻醉医生及麻醉护士。对多种食物或药物过敏的患者同样存在对麻醉药物过敏的可能。

**5. 近期有无上呼吸道感染相关症状**　部分患者在门诊进行麻醉评估后,可能需要等待数周时间才能进行胃肠镜检查。若近期新发上呼吸道感染症状(咳嗽、痰多等),那么,胃肠镜检查(特别是胃镜检查)时发生呛咳、气道痉挛的风险会增加,甚至可能出现缺氧,危及患者生命。对于近期有上呼吸道感染症状的患者,应将胃肠镜检查推迟至症状控制后 1 ～ 2 周。合并哮喘、严重过敏性鼻炎的患者同样需要在控制症状后再进行胃肠镜检查。

**6. 爱美女士需要特殊注意的事情**　很多爱美女士会涂

指甲油、抹口红,但胃肠镜检查时,最好不要在指甲上涂抹带有颜色的指甲油,检查当天不要抹口红。有颜色的指甲油会影响监测仪器的准确度,口红会影响实际的口唇颜色,均不利于检查期间麻醉医生对患者是否存在缺氧状况的准确判断。

##  麻醉前准备和生命体征监护

**1. 麻醉药物准备** 麻醉医生会根据患者的一般状况,制定个体化的麻醉方案,并准备相关的麻醉药物。另外,无痛胃肠镜检查过程中患者较常出现低血压、心动过缓、缺氧等情况,需要准备一些应急药物。

**2. 麻醉器械准备** 患者进行无痛胃肠镜检查时,需要持续吸氧。吸氧的方式包括面罩吸氧和经鼻吸氧管吸氧。可进行机械通气的麻醉机在使用前均已进行严格的检查。同时气管插管所需的工具,如喉镜、气管导管、口鼻咽通气道、胃镜专用喉罩等处于备用状态。

**3. 麻醉医护人员准备** 胃肠镜中心的麻醉医生均由高年资主治医师及以上职称的医师统筹负责,一般状况好、风险低的患者可由住院医师或麻醉护士在高年资麻醉医生监管下完成麻醉。一般状况差、风险高的患者均由高年资麻醉医生完成麻醉。

**4. 患者行无痛胃肠镜检查时的体位准备**　无痛胃肠镜检查时,患者应采取侧卧位,头部略向前倾,双腿屈曲。摆好体位后,为防止检查过程中坠床,由胃肠镜中心护士使用束缚带将患者固定妥善。

**5. 吸氧及生命体征监护**　给予麻醉药物后,患者的呼吸均会受到不同程度的抑制而发生缺氧,为了减少缺氧发生率,麻醉前需要增加患者的氧储备。在呼吸空气时,肺内会含有大量的氮气,患者采取左侧卧位后,先正常呼吸下吸纯氧 3 ~ 5 分钟或深呼吸 1 分钟即可将肺内的氮气大部分置换为氧气,这个过程也叫预氧合。同时给患者连接心电图机监护心率,绑好袖带监护血压,在手指或脚趾上加上脉搏血氧饱和度监测仪监护血氧饱和度(观测是否缺氧)。有条件的胃肠镜中心还会监测患者呼气末的二氧化碳分压。

## 🔍 当你睡着后,麻醉医生在做什么

在无痛胃肠镜中所应用的药物,无论是镇静药、镇痛药或是静脉麻醉药物,均会对患者的循环和呼吸系统有一定的抑制作用,尤其在协同应用时,所以麻醉医生要时刻关注患者的生命体征。当你睡着后,麻醉医生在监护仪上,可以看到患者的生命体征变化,包括心率、血压、血氧饱和度、脉搏等数值。并根据生命体征的变化,调整药物用量,以及对症支持治疗。

　　麻醉医生对于无痛胃肠镜患者的用药选择是根据患者的精神情况、肝肾功能及有无嗜酒或其他药物不良史等决定的。患者入睡后，胃肠镜操作开始，在术前建立的静脉通路上，麻醉医生根据胃肠镜医生操作的持续时间和刺激程度，以及患者的病情等情况，判断是否追加麻醉药物。有时候，患者可能因麻醉药物引起一过性血压下降或呼吸抑制，这时麻醉医生一方面可以通过观察监测数据，如屏幕上的血氧饱和度的下降来判断，也可通过观察患者呼吸情况，判断患者是否发生了呼吸抑制或呼吸暂停。随即麻醉医生要及时调整药物用量，必要时需要通过托起患者下颌或加压给氧来缓解。

　　通常我们临床所指的无痛胃肠镜，都是在患者入睡后，在无痛状态下进行操作。临床上麻醉医生根据患者镇静深度和对运动的反应进行判断，麻醉医生要维持患者镇静程度达到中度或中度以上的水平，患者才不会感觉到胃肠镜操作的不适。值得注意的是，无痛胃肠镜的麻醉过程多是镇痛药物和镇静药物联合应用，两者的协同作用可以延长药物作用时间。但两类药物同时应用会增加气道梗阻和呼吸抑制的风险，从而引起低氧血症或高碳酸血症。此外，无痛胃肠镜检查时，麻醉医生还要格外关注老年人和有严重肝肾疾病的患者，应用这些药物时应当更为谨慎，因为他们可能对其镇静作用和呼吸循环抑制作用更敏感。

患者入睡后,若胃肠镜刺激程度增强,则需要更深的镇静程度,更深的镇静就需要麻醉医生术中有更加准确的判断。目前,除基本检测外,呼气末二氧化碳监测也成了标准监测的一部分,患者入睡后,麻醉医生可第一时间通过观察二氧化碳波形的变化,尽早发现呼吸暂停和气道梗阻,预防低氧血症,并减少呼吸抑制相关并发症。整个胃肠镜操作过程中,若发生躁动或呛咳,需要及时吸引咽腔分泌物,同时适量追加麻醉药物,加深麻醉,减轻操作刺激。有时候,在进行胃肠镜检查时,可能因胃肠镜操作刺激迷走神经,导致心律失常甚至心脏骤停。但通常临床上,90% 的心搏骤停前会发生心动过缓,心电监测的实时监护数据就会对麻醉医生判断起至关重要的作用。麻醉医生需要立即告知胃肠镜操作医生,暂停操作,同时对症处理。

正常情况下,无痛胃肠镜操作流程大概在 15 ~ 30 分钟,若患者需要胃肠镜下治疗,如息肉切除等操作时,可能需要更长的时间。根据胃肠镜医生的操作流程,麻醉医生会做出判断,停止用药,减轻麻醉深度,直至患者苏醒。从麻醉结束至患者从麻醉中苏醒,这一个阶段是麻醉后并发症的高发期。我们通常将这个阶段比喻为飞机降落的高风险时期,意识还未恢复的患者仍需平卧,并严密监护,直至完全苏醒。

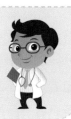

**专家有话说**

作为患者你可能会隐约听到"醒醒，好好呼吸"，那么请你不要做梦了，胃肠镜检查已经结束，可以醒过来啦！

## 无痛胃肠镜检查后的注意事项

无痛胃肠镜检查结束后，患者会被送入麻醉恢复室，在麻醉恢复室继续观察病情，防治因麻醉镇静或治疗而发生的相关并发症。麻醉恢复室一般配备麻醉专科护士，对麻醉后未完全清醒，或是虽然清醒，但肌力或各种保护反射未完全恢复的患者，进行实时生命体征监测，包括心率、血压、脉搏、血氧饱和度等。同时，也可观察患者神志状态，有无恶心、呕吐等并发症，严密监护，确保患者不发生坠床、误吸等麻醉不良事件。

接受无痛胃肠镜的患者，出麻醉恢复室要达到一定的标准，可以根据离院评分量表来评估。量表内容涉及患者生命体征、运动功能、恶心呕吐、疼痛以及有无术中出血五个方面。根据量表评分达标后，患者方可离室，门诊患者需要由亲友陪同离院。

离院前,医生需要嘱托患者,饮食、活动、用药和随访时间等注意事项。接受无痛胃肠镜检查的患者,在检查后2～4小时可进少量水,6小时后可少量进餐。同时要嘱咐患者当日不可进行驾驶、高空作业等危险操作。必要时给予患者书面指导,并提供紧急情况联系电话等。

**专家有话说**

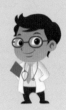

关于禁食、禁水,目前一般建议禁食6～8小时,禁水2小时(不超过400ml),但对于合并肥胖、严重创伤、消化道梗阻、颅内高压、昏迷等患者,胃排空时间会延长,因此应增加禁食、禁水的时间。具体要求可详细阅读就诊医院的注意事项。

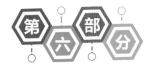

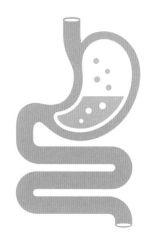

# 胃肠镜下的手术治疗

　　胃肠镜检查除了在检查领域发挥重要作用,在治疗领域也大有作为,并且因为创伤小、恢复快等优势被广泛应用。那么,哪些疾病可以通过胃肠镜下手术进行治疗呢?这些操作又是怎么完成的呢?手术前后又该注意些什么?下面我们就一起来了解一下。

# 哪些消化系统疾病可以在胃肠镜下进行手术治疗

通过胃肠镜"镜下直视",可以清晰而且直观地观察到消化道黏膜形态、颜色、病变情况。随着内镜技术飞速发展,内镜下治疗在临床中发挥的作用越来越重要。

对于消化道病变,传统治疗方法是通过外科手术治疗。尽管疗效确切,但外科手术创伤较大,治疗费用高,患者恢复慢,住院时间长,术后生活质量也大为降低。而内镜治疗的出现解决了这个问题,通过内镜检查形成的"管道",可以将相关药物及治疗器械"送达"病变部位,可实现对大部分消化道病变的处理,而不再需要传统的外科手术。相比于外科手术,内镜治疗的优点体现在创伤小、容易耐受、对患者基础健康状态要求较低;保留消化道正常机能,对患者术后生存质量影响小;住院时间短,术后恢复快,对患者正常工作生活影响小;治疗费用低。

适合胃肠内镜治疗的消化系统疾病主要有以下几大类。

## ♥ 消化道出血的止血治疗

当患者出现呕血、黑便、便血等消化道活动性出血症状时,内镜检查可同时明确诊断并根据具体情况进行止血,常用方法包括喷洒或注射药物,电凝、光凝止血,止血夹止血,静脉曲张套扎止血等。

## ♥ 上消化道异物取出

上消化道异物指各种原因造成的非自身所固有物体潴留于上消化道内,常见如假牙、果核、鱼刺等。小而光滑的异物对身体影响不大可自行排出,而较大和锐利的异物会对消化道黏膜造成伤害。随着内镜器械和技术的进展,内镜下取异物已成为上消化道异物诊断和治疗的主要方式,多数异物可通过内镜取出。

## ♥ 消化道病变的内镜下切除

### ☞ 消化道息肉切除

消化道息肉是消化道黏膜局限性良性隆起性病变,也是消化系统的一种常见病、多发病。一般早期多无症状,往往在伴有腹胀、腹泻、出血、胃肠道不适时通过胃肠镜检查发现。内镜下切除是消化道息肉治疗的首选方法,还可以通过内镜检查定期随访,监控息肉的情况,达到及时治疗、防止癌变的目的。

### ↪ 消化道早癌

对于胃肠镜发现的早期食管癌、胃癌和大肠癌,可直接通过内镜下处理进行切除并获得良好的预后,避免手术。常见的方法有内镜黏膜下剥离术、内镜下黏膜切除术等。

### ↪ 黏膜下肿瘤

黏膜下肿瘤包括胃肠间质瘤、平滑肌瘤、类癌、脂肪瘤、异位胰腺等。随着肿瘤的增大,会对邻近脏器产生压迫引发临床症状。所以,目前建议对消化道的黏膜下肿瘤进行较早切除治疗。

### ↪ 良恶性狭窄的治疗

对于因良恶性病变导致的消化道狭窄,可通过内镜下探条或气囊扩张、支架置入等方式进行治疗。

### ↪ 胰胆疾病的治疗

对胆总管结石、Oddi 括约肌功能障碍所致腹痛、慢性胰腺炎、急性化脓性胆管炎、胆总管癌或胰头占位所致的梗阻性黄疸等胆胰系统疾病,可通过内镜逆行胰胆管造影术、乳头括约肌切开术、乳头括约肌气囊扩张取石术等进行检查及治疗。

## 胃肠镜下手术的术前准备

患者在接受内镜治疗前,需要根据治疗类型遵照医嘱进行术前准备,主要包括以下几点。

1. 手术前一天开始进食流质饮食,进行胃肠道准备。

2. 急性出血患者须建立静脉补液通路、输血或备血。

3. 接受有创手术的患者,术前应停用 1 周非甾体抗炎药、抗血小板药物、抗凝剂等,按常规提前禁食、禁饮、进行胃肠道准备等。

4. 所有患者及家属均应在手术前清楚手术可能获得的益处及风险,与医生详细沟通并签署知情同意书。

5. 全身麻醉与局部麻醉有不同的术前要求,手术医生与麻醉医生会根据你的个人情况提前告知。

对于不同类型的疾病,内镜治疗技术与方法有所区别,但都是以保证患者的生命安全为首要前提,具体的治疗请安心地交给医生。

 ## 胃肠镜下手术后的注意事项

1. "三要"与"三不要"  总体来说,术后注意有"三要"(健康饮食、规律作息和心情放松)和"三不要"(当天禁止驾车、避免饮酒、切忌暴饮暴食)。

● 未进行活检的患者,检查结束 2 小时后可食用软食,如粥、面条、蛋羹等,避免吸烟、饮酒、进食辛辣食物,食物不要太烫;而进行活检的患者,检查后 2 ～ 3 小时可进食偏冷流食,如冰粥等,1 天后可恢复正常饮食。进行内镜下病变切除术的患者,一般需要禁食 3 天,给予静脉补液,若无血便且医生评估患者状况良好,方可出院。

● 术后避免过度体力劳动,注意均衡营养、放松心情。

● 若患者进行的是无痛胃肠镜检查,术后需要留观 0.5 ～ 1 小时,且需要在家属陪伴下方可离开医院,检查后 24 小时内禁止驾车、高空作业等危险操作。

**2. 出现这些症状莫担心**　由于检查过程中消化道黏膜受到内镜的牵拉刺激,检查结束后可能会出现咽喉痛、胃部等不适症状,出现这些症状只是暂时的,所以不必过度紧张、焦虑。

出现轻度腹痛、腹胀可能与检查时充气等操作有关,均可自行缓解,无须过度紧张。腹胀较轻,可通过少量走路缓解;如腹胀明显,请告知医生,对症处理。

**3. 出现急症需要及时就诊**　内镜微创手术存在迟发性穿孔、术后出血等可能,在检查后的一段时间内,如出现以下症状:①严重的腹痛;②鲜血便或黑便;③明显的腹胀;④头晕心慌、面色苍白、口唇发紫等情况,需要及时前往医院急诊科就诊,并主动告知接诊医生自己近期做过内镜检查或治疗。

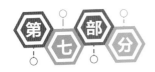

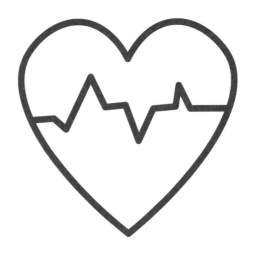

# 没有百分百完美的技术
## ——检查并发症和麻醉并发症

　　胃肠镜下的微创介入操作能够为患者解决很多问题,但是任何技术都并非十全十美,胃肠镜手术亦如此。所以,胃肠镜后莫大意,如果检查后发现有相关问题,需要提高警惕,正确认识,科学防范并及时前往医院就诊。

# 如何应对突如其来的急性并发症

## 出血——最常见的并发症

常规的消化内镜检查中并发症的发生率很低,而且可以通过充分的术前准备和谨慎操作尽量避免。但由于是侵入性的操作,并发症不可完全避免。其中出血是最常见的并发症,可发生于内镜治疗中或治疗后延迟出血。少量渗血在活检中都会发生,一般操作结束后便会自行停止,但如出现大量出血,则可引起呕血、黑便或晕厥。

### ☞ 这些情况易导致出血

原有病变为肿瘤、自身存在出血性疾病或凝血机制障碍、有食管胃底静脉曲张、大的息肉摘除术后等情况,均可能引起大量出血。

### ☞ 如何预防出血

1.内镜操作前应详细告知医生相关病史,如长期服用抗凝药应避免进行内镜活检,或停用抗凝药恰当时间后再行内镜检查。

2.有出血倾向或可疑静脉曲张者应尽量避免活检。

3. 操作前应做好充分的肠道准备,以便操作中视野清晰,能够看清病灶,避免伤及血管。

4. 操作过程中放松心态、信任你的医生、积极配合医生的操作,能够减少不良事件的发生率。

☞ 出血的处理

1. 及时前往急诊科,进行内镜下止血操作。

2. 若内镜下止血失败,出血量大,则应行外科手术止血。

3. 止血的同时视情况开通患者的静脉输液通道,以保持血压平稳。

4. 观察到出血停止后再退镜。

## ● 穿孔——严重的并发症

穿孔是消化内镜操作中较为严重的并发症,根据发生的不同部位,有咽部、食管、胃、十二指肠和结肠的穿孔。

☞ 这些情况易导致穿孔

1. 上消化道内镜检查。活检取材部位原发病灶为较深的溃疡或肿瘤(组织较脆);检查前未发现原有狭窄、憩室等,由此活检过深或撕拉过甚可发生穿孔。

2. 结肠镜检查。最常见的部位是乙状结肠。结肠憩室病、炎症性肠病、狭窄、放射性肠炎或既往手术等因素造成乙状结肠固定于盆腔时穿孔发生率较高。

⤷ 穿孔的急救措施

1. 胃肠镜检查后出现皮下气肿或难以解释的腹痛等症状,经检查确定为上消化道穿孔,应及时下胃管行胃肠减压、禁食。

2. 确诊依靠 X 线检查观察膈下游离气体的存在。

3. 结肠镜检查中如发生穿孔应立即终止内镜下操作,穿孔较小的可视情况立刻在内镜下用金属夹闭合,闭合无效应立即行外科手术治疗。

## ❤ 感染——微生物从中作梗

胃肠镜检查造成感染的情况很少见,完整的操作流程、充分的操作前准备可以最大限度降低感染的发生,因此不用太担心。

⤷ 这些情况易导致感染

1. 由于内镜下治疗是有创性的操作,正常人咽喉部及消化道内均存在细菌;做结肠镜时肛门部清洁度低,慢性传染病患者体液中可检测出相应抗体或病原体。因此,介入性的内镜操作有引起交叉感染导致菌血症及传播乙型肝炎病毒、幽门螺杆菌、艾滋病病毒的可能。

2. 内镜系统存在一些特殊部位洗刷困难,形成清洁盲区。

3. 某些病毒对消毒剂有较强的耐受力,尽管经过严格的清洗和消毒,仍存在杀灭不充分等危险。

#### ⟳ 如何预防感染

1. 内镜检查之前,做好充分的准备。胃镜检查前 6 ~ 8 小时需要禁食,检查当天需要空腹。禁食前吃流质、半流质食物,以免第 2 天检查时消化道内残留过多食物残渣。结肠镜检查前几天就需要注意调整饮食,直至检查前 1 天还要做好肠道清理。

2. 检查之后应清淡饮食,不宜吃辛辣食物,饮酒,以免对胃肠造成刺激。

3. 对医生而言,每位患者都应采集完整的病史,检查实施前严格术前传染病检查,应将 HBsAg、HIV 等抗体阳性者安排在每日检查的最后。

### ♥ 其他——少见但不能忽视的并发症

少见并发症有咽喉部损伤、下颌关节脱臼、腮腺肿胀、吸入性肺炎、过敏性休克、严重心律失常、心肌梗死等。并发症的发生率受多种因素影响，如合并有慢性基础疾病、有吸烟史或高龄患者，均有可能增加内镜操作并发症的发生概率。因此，需要大家一起提高警惕，尽力减少并发症发生。

## 如何应对隐藏的慢性并发症

与胃肠镜手术和检查的急性并发症相比，慢性并发症较为隐匿、发现时间较晚、发展较慢，虽然紧急性与危险程度不及急性并发症，但也会影响患者的生活质量与手术获益。了解这些并发症，才能更早更好地预防。

### ❤ 病变残留、复发或转移

没有任何一种技术是十全十美的，因此任何操作都会有疾病复发加重、转移的风险。此种情况在肿瘤患者中多见，因为肿瘤的早期筛查手段有限，而从正常组织发展成瘤、从瘤发展成癌症所需的时间依次递减。做一次检查或者手术并非一劳永逸。比如，术后又出现组织粘连，将有可能考虑再次手术，如果内镜治疗失败，则可以开腹或腹腔镜下手术或进行放疗、化疗。因此，医生建议高危人群（包括早癌治疗人群、消化道严重病变患者）至少 1 ～ 2 年做一次胃肠镜检查,并注意结合肿瘤标志物检查,术后定期随访复查,将消化道癌症扼杀在萌芽阶段。

## ♥ 手术部位疼痛等不适

一些患者在胃肠镜手术后会出现手术部位或附近疼痛等不适,还有恶心、腹胀、厌食等反应,这些可能是由于手术的创伤与炎症反应所致,在排除严重手术不良反应后,可放心修养,一般等待数日后症状即可消失,但在必要时可以寻求医学帮助。

## ♥ 手术部位狭窄

多见于内镜下治疗的食管管腔狭窄,由于组织损伤与炎症反应,常伴有不同程度的吞咽困难,一般在术后 1 个月出现。但此种并发症发生的概率比较小,使用常规的内镜下食管扩张术可治疗缓解。

## ♥ 食管反流不适

这种情况出现在特定的手术中,如贲门狭窄内镜下扩张术后,食管贲门处括约肌被破坏,会出现胃食管反流。此时按照反流性食管炎处理即可,使用质子泵抑制剂、胃黏膜保护剂等药物治疗可缓解症状。

## 无痛胃肠镜麻醉常见并发症及对症处理

无痛胃肠镜检查室通常在手术室外面,所以无痛胃肠镜检查的麻醉也称为"手术室外麻醉"。与其他手术的麻醉一样,无痛胃肠镜检查也存在麻醉并发症的风险,而且风险比在手术室内的风险要大。

虽然存在风险,但总的发生率还是比较低的。因为无痛胃肠镜对患者的刺激比手术小,所以麻醉的深度比普通手术的麻醉深度要求要低,药物的种类和剂量也相对较少。无痛胃肠镜检查过程中出现的与麻醉相关的不良事件的发生率在成人中约为 4.5%,儿童中约为 2.6%。常见并发症包括低血压、心动过缓、血压升高、心律不齐、氧饱和度降低、呼吸抑制以及误吸;还有其他一些少见的不良事件,如呕吐、心绞痛、低血糖、过敏反应、心脏骤停、呼吸骤停等。

## ♥ 低血压 / 心动过缓

接受胃肠镜检查的患者术前2天就要求做胃肠道准备，术前当日还要禁食、禁水，同时需要服用泻药彻底排空胃肠内的残留食物和液体，身体本就处于空虚（低血容量）的状态。而无痛胃肠镜常用的麻醉药物，如丙泊酚、阿片类止疼药，有强烈的降血压和抑制心脏及扩张外周血管的作用，因此给药后易出现血压下降或心率下降的情况，尤其是老年人和身体虚弱的患者更容易发生。

因此，在药物的选择上需要考虑应用对血压、心率影响较小的麻醉药物，在给药时还要注意缓慢注射，考虑患者容量不足的状态，大多数患者需要进行快速输液的补液治疗，必要的时候可以给少量短效的升压药或血管活性药，如麻黄素、肾上腺素。对于心动过缓的患者，可以通过静脉注射阿托品来缓解。

## ♥ 血压升高 / 心率增快

尽管麻醉能够帮助患者感受不到胃肠镜操作所带来的不适，但是身体对于胃肠镜刺激所产生的生理反应还是存在，如果机体对于刺激的反应过大，就会出现血压升高、心率增快的情况。这是每个人对于刺激的正常生理反应。

麻醉医生通过对比监护仪上的实时血压与患者入室时的基础血压,来判断患者是否出现血压升高。如果血压升高,麻醉医生首先会调整麻醉用药,如加大镇静、镇痛的剂量,来降低机体的反应,通常血压会逐步回落。如果平时身体状态不佳或有基础疾病的患者,如平时患有高血压但没有进行规律治疗、患有心脑血管疾病等,血压可能会出现异常或顽固升高。此时,有可能会出现更严重的并发症,如脑出血、心肌梗死等,麻醉医生可能会给一些短效降压药(如乌拉地尔、硝酸甘油等),来处理术中一过性的血压升高。如果特别严重,可能需要停止检查,唤醒患者,到心内科进一步调药后再来检查。

因此,术前评估非常重要,如果术前发现患者有严重的、未控制的高血压或其他心脑血管疾病,可能就不能进行无痛胃肠镜检查。

## ♥ 心律不齐

出现心律不齐的患者往往本身患有心脏疾病,如窦性心律不齐、心房纤颤、房性或室性早搏等;或有其他高危因素,如高龄。大多数麻醉药本身就会对心脏造成一定程度的抑制,这时心脏保持自我规律跳动的能力会下降,一旦受到胃肠镜操作的刺激,心脏就会比清醒未麻醉时更容易出现乱跳的情况,大多数心律失常通常在停止操作后,自己就能缓解。而严重的心律失常甚至可能会造成血压下降,需要进行药物治疗。

如果心律失常不能纠正,一般会停止胃肠镜检查操作,需要先去相关科室处理好心脏的问题。在心脏问题解决后,再重新做胃肠镜检查。

## ♥ 氧饱和度降低 / 呼吸抑制

大多数无痛胃肠镜的麻醉方式为患者在麻醉状态下保留自主呼吸。自主呼吸与麻醉深浅的关系是非常微妙的,麻醉较浅时,呼吸的频率和深浅都更满意,但是患者有可能会感受到胃肠镜的刺激;而麻醉较深时,有可能会出现呼吸频率和深度的降低,甚至造成呼吸抑制、低氧或者二氧化碳在体内蓄积,这是无痛胃肠镜检查时非常常见的并发症。

监护仪上血氧饱和度正常是 100%,如果出现呼吸抑制,有可能降低到 90% 以下。由于胃镜会刺激咽喉,甚至可能毫无征兆的出现喉痉挛及支气管痉挛,痉挛后会出现完全无法呼吸的状况,是需要紧急处理的。

胃肠镜室如果有麻醉机应处于随时可以使用的状态,如果没有,至少应该常备吸引器、口咽通气道、呼吸球囊及面罩等常规气道设施,也应有喉镜及气管插管等紧急气道设备,并且有准备好的全麻诱导药物。

一旦出现呼吸抑制等情况,应立即手动使用面罩辅助通气,直到患者恢复自主呼吸。胃肠镜的麻醉药通常都是短效药物并且给药量较小,如丙泊酚、瑞芬太尼,通常患者很快可以恢复自主呼吸。如果出现不能缓解的喉痉挛、支气管痉挛、气道梗阻等情况,必要时行气管插管。

## ♥ 误吸

所谓误吸,就是从胃里呕出的残留食物、胃液呛到了气管和肺里,不仅会堵塞气管,胃酸还会腐蚀气管和肺泡,可以造成呼吸困难、肺炎。麻醉镇静状态下,患者的保护性咽反射、自主咳嗽都被抑制,会增加误吸风险。除此以外,患有幽门梗阻、贲门失弛症、上消化道出血、食道狭窄、肠梗阻等疾病的患者,行胃肠镜检查时,更容易出现误吸。麻醉前应充分了解患者是否有这些误吸的高危因素,如果是高危患者,则不建议进行镇静下的无痛胃肠镜检查。

另外,在结肠镜检查期间,结肠内充气也会增加镇静期间的误吸风险。因此,如果患者需要同时行无痛胃镜和无痛结肠镜检查,应先行胃镜,以便在胃镜检查时抽吸掉残留的胃内容物,减少误吸风险。

如果真的出现误吸,需要立刻停止手术操作;调整体位为头低侧卧位;清理、吸引咽喉及气管内分泌物;吸引或冲洗支气管;让患者吸入纯氧;加深麻醉深度,甚至行气管插管,并前往ICU做进一步处理。

## ❤ 恶心、呕吐

在胃肠镜的刺激下,患者不自觉地出现恶心、呕吐是正常的,往往在检查结束后就可以缓解。但有些患者对于麻醉药物会比较敏感,如女性,既往有晕车史、术后恶心、呕吐史的患者,非吸烟患者以及检查过程中使用了阿片类药物的患者,术后更容易出现恶心、呕吐。

如果检查结束,呕吐依然不能缓解,可以静脉给予止吐药。随着麻醉药在体内逐渐代谢干净,恶心、呕吐的感觉会自行缓解。如果出现呕吐物误吸的话,就需要按照误吸的处置原则予以治疗。

## ❤ 心绞痛

少数患者在检查的刺激下可能出现心前区不适。典型的心绞痛(心肌缺血)为胸部左侧或中部压迫感、沉重感、胸闷或紧缩感,由劳累、情绪、刺激诱发,休息后可缓解,也可以表现为不典型的压榨感、胸闷、窒息感、烧灼感、烧心、胸部胀满、胸部正中堵塞感、咽喉部肿块感、疼痛、胸部重压感（就像胸口坐了一只大象）、类似胸罩过紧的感觉或者牙疼（疼痛放射至下颌）。单支或多支冠状动脉粥样硬化阻塞（冠心病）是心肌缺血最常见的原因。

另外，冠状动脉痉挛、冠状动脉微血管疾病、心脏肌桥、心肌梗死、动脉夹层和动脉炎等疾病也可以导致心肌缺血。由于无痛胃肠镜是在镇静下进行的，而大多数麻醉药有扩张冠状动脉的效果，除非患者的冠状动脉狭窄非常严重或手术刺激特别大，一般不会出现明显的生命体征异常。

在麻醉过程中，患者是睡着的，因此自己感受不到心绞痛，也不能示意医生自己出现了不适。但此时，监护仪上可能会显示血压降低，心电图也会出现变化（如 ST 段压低等），血氧饱和度可能会降低，帮助麻醉医生及时发现异常并处理。因此在无痛胃肠镜检查时，全面的监护和麻醉医生一直的守护是非常重要的。

心绞痛也有可能在术后清醒恢复的时候出现，如果出现需要及时呼叫医护人员，口服或静脉注射扩张冠状动脉的药物，如硝酸甘油。情况严重的患者需要前往心内科、ICU 做进一步处理。

## 过敏

患者对操作所用的各种麻醉药物及医疗用品,如消毒剂、橡胶,都有可能出现过敏。如无痛胃肠镜常用药物丙泊酚,其辅剂含大豆油、鸡蛋卵磷脂和甘油的脂肪乳,近年来,许多研究表明对鸡蛋、大豆或花生过敏者可能存在丙泊酚过敏的风险。丙泊酚过敏十分罕见,仅为 1∶60 000,出现过敏的患者有可能有上述物品过敏史,也有可能没有。

因此,过敏经常是遭遇战,在没有接触之前,谁也不知道会不会过敏。过敏是机体免疫系统对外来药物或物品做出了"过度敏感"的反应,过敏反应可以很轻,如出现皮肤发痒、皮疹,可以通过静脉给予苯海拉明、氢化可的松等来缓解过敏反应;过敏症状也可以很重,如出现喉咙发紧、喘不上气等情况,甚至可能会导致休克,此时需要停止检查,并给予补液、激素、肾上腺素治疗,甚至需要抢救。

## 低血糖

少数患者经过一夜的禁食、禁饮,尤其是糖尿病患者,可能会出现低血糖的相关症状,包括头晕、心慌等。对于普通患者来说,需要静脉输注适量葡萄糖溶液帮助缓解症状。对于糖尿病患者来说,需要输入葡萄糖溶液并加入胰岛素。

## ♥ 心搏骤停,呼吸停止

也有极少数患者会出现极其严重的并发症,如呼吸停止,心搏骤停。此时需要停止一切胃肠镜操作,并开始抢救,包括心肺复苏,气管插管,静脉给予肾上腺素等抢救药物,并送往ICU。

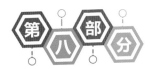

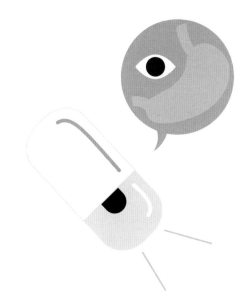

# 胶囊胃镜的前世今生

做胃镜很难受,很多没做过的人望而生畏,而做过的人都不愿再做第二次。听说吞一颗小小的胶囊就可以不用插管、无痛苦地进行胃检查,这是真的吗?答案是肯定的,名字叫"胶囊胃镜",下面一起了解一下吧。

## 什么是胶囊胃镜——现实版"奇幻的旅程"

胶囊胃镜,全称磁控胶囊胃镜系统,顾名思义是一种通过磁场控制的胶囊内镜检查系统,其主要功能是检查食管、胃与小肠。2013年,由我国首个自主创新研制的磁控胶囊胃镜系统——NaviCam研制成功并获得中国食品药品监督管理局的认证,这也是世界上首个上市的可以用于胃部检查的遥控胶囊内镜系统。

胶囊胃镜的主体是一颗小指指节大小的胶囊摄像机,相当于在小胶囊壳内安装了一个摄像头。当检查者吞下胶囊后,它可以在人体内进行拍摄,并可以受到体外磁场的控制而改变胶囊摄像头的方向与位置,所拍摄图像通过无线接收器传输入计算机,医师就可以观察患者消化道内部情况。

检查开始时,患者侧卧吞下胶囊以观察食管。在胶囊进入胃部后,医生操作胶囊控制系统,通过磁力的牵引力使胶囊在胃的内部进行移动与角度调整以全面观察胃部病灶,过程只需要15分钟左右。在胃部检查结束后,患者可以穿戴便携式记录仪以进一步观察小肠。检查完成后,胶囊随粪便排出体外抛弃而不用回收。完成一次检查就像一颗胶囊钻到了我们的肚子里,在长长的消化道内进行了一次奇幻的旅行,边走边拍,把消化道都能看清楚。

胶囊胃镜作为一种方便快捷的检查方式,具有体积小巧,无痛无创,不存在出血穿孔的风险,检查期间也不需要额外的麻醉与镇静的优点。同时,因其使用高分子材料与一次性使用的特点,规避了潜在的交叉感染风险。在胃部检查过程中,胶囊可全方位移动转向检查胃部黏膜,达到不遗漏病灶的效果。

我国是胃部疾病的高发地区,胃癌发病率更是位居全球首位,早期胃癌症状和胃炎基本相似,所以定期胃镜检查对早发现、早治疗、提高胃癌治愈率有至关重要的作用,然而传统插管胃镜存在不适感和感染风险,导致很多人放弃了筛查。胶囊胃镜的诞生很好地解决了上述问题,为无痛无创胃部检查提供了新的检查方式。

## 胶囊胃镜怎么做——孙悟空钻进铁扇公主的肚子里

吞下一颗胶囊,就像孙悟空变小钻进铁扇公主肚子里一样,然后自由翻转把胃肠给看得清清楚楚,任何病变逃不过它的火眼金睛。那胶囊胃镜具体是怎么做的呢?下面我们就一起来详细了解一下吧。

**1. 检查前的注意事项** 检查前要保证胃肠道的清洁干净,因此需要做好以下准备工作。①检查前 1 天忌烟酒、辛辣刺激和不易消化的食物;②检查前 1 天晚餐进软食,晚 8 点后禁食;③检查前 1 天晚 8 点后到检查前,不能饮用有色饮料、服用药品;④检查前至少 3 日内不能接受需要吞服钡剂的检查;⑤若增加小肠检查,需要提前服用清肠泻药以达到清洁肠道的目的。

**2. 检查当天的准备** ①检查当天晨起饮清水一杯,进行初步的胃腔冲洗;②检查前与医生详细沟通并签署知情同意书;③检查前 40 分钟服用适量的祛泡剂(5 ~ 10ml 西甲硅油或二甲基硅油),以减少泡沫对视野的影响,必要时使用链霉蛋白酶溶解黏液;④服用祛泡剂后分次饮水(500 ~ 1 000ml)至腹部有饱胀感,使胃腔充盈;⑤除去身上携带的手表、钥匙、饰品等会影响磁场的金属物品,穿戴检查服。

**3. 检查过程** 受检者将在操作员的帮助下穿检查服,用来接收和存储胶囊胃镜系统所拍摄的图像信息。受检者采取左侧卧位躺在检查床上,分次饮用少量清水吞服胶囊胃镜。当胶囊到达胃部以后,受检者根据操作者指令进行左侧卧位、仰卧位和右侧卧位等不同体位的变化,体外磁球可产生磁场,磁球运动就可以控制胶囊在胃内进行移动,顺次完成胃底、贲门、胃体、胃角、胃窦、幽门等部位的观察。胶囊在胃内检查的过程中,受检者并没有明显感觉。后续需要进行小肠检查的患者,在胃部检查结束后,可穿着检查记录服离开检查中心,继续进行小肠的检查,不影响正常工作和生活。检查服的记录盒上指示灯熄灭后,即提示检查完成,可将记录数据的检查服脱掉,并在指定时间内还回检查机构即可。体内的胶囊内镜会随着粪便排出体外,是一次性使用,不需要回收的。

**4. 检查后的注意事项** ①单纯做胃部检查的患者,胶囊胃镜检查结束后即可正常饮食;②连做胃和小肠检查的患者,在胃部检查结束后 2 小时可以喝水,4 小时候可以进食少许固体食物;③注意排便情况并确认胶囊是否排出;④确认胶囊排出前不能做磁共振成像检查,或接近其他强磁场环境;⑤如在检查结束两周后仍不确定胶囊是否排出体外,可联系检查机构,使用胶囊定位器或拍摄腹部 X 线片进行确认。

## 什么人可以做胶囊胃镜

胶囊胃镜作为目前胃病检查推荐使用的工具之一,其无创无痛,适用范围广,群众接受度高,可应用于多种情况,是普及中国消化系统疾病筛查的一种新选择。主要适用于怀疑患有胃部疾病与需要体检的人群,尤其适用于下列几种情况。

**1. 须行胃镜检查,但不愿接受或不能耐受胃镜(包括无**

**痛胃镜)检查的患者**  当检查者不能忍耐常规胃镜痛苦以及不满足无痛胃镜麻醉条件时,可尝试进行胶囊胃镜检查,规避检查的痛苦与麻醉的风险。

**2. 上消化道肿瘤高危人群**  该人群一般没有明显症状,但存在高危因素,包括消化道肿瘤家族史,长期不良的饮食习惯,如喜食腌制食品、饮热茶,生活不规律,长期大量饮酒、吸烟等。

**3. 出现消化道症状的患者**  当出现诸如慢性腹痛、腹泻、厌食、黑便或柏油样便、不明原因消瘦、贫血等消化道症状时,时常预示着消化道出现了较严重的病灶,如溃疡、糜烂、萎缩、慢性或活动性出血甚至肿瘤等病变,此时需要进行胃部检查进一步确诊。

**4. 检测药物相关性胃肠道黏膜损伤**  一些心脑血管慢性病患者需要长期服用抗血小板药物、非甾体抗炎药等可能对胃肠道黏膜造成损伤的药物,如果出现明显消化道不适症状或者怀疑有消化道严重损伤时,可进行胶囊胃镜检查。

**5. 消化系统疾病病史患者的定期复查**  有消化系统疾病病史的患者在经过治疗后需要进行定期复查,无须忍耐多次常规胃镜带来的不适感,可选择胶囊胃镜进行复查,更加轻松快捷。

**6. 健康人群的体检**  体检人群一般无明显或伴有轻微的消化道症状,作为一种无痛的消化系统疾病初筛工具,可以一次性完成食管、胃与小肠的检查。更加方便快捷,且迎合大部分人群对无痛检查的需求。

除了以上胶囊胃镜检查的适应证外,在做检查前还要排除检查的禁忌证,如果存在以下情况需告知医生。

**1. 绝对禁忌证** ①无手术条件或拒绝接受任何腹部手术者(一旦胶囊滞留将无法通过手术取出);②体内装有心脏起搏器,但除外起搏器为新型磁共振成像兼容性产品(目前众多新型植入电子医疗产品可与磁共振成像兼容,检查前可详细咨询医生);③体内植入电子耳蜗、磁性金属药物灌注泵、神经刺激器等电子装置以及磁性金属异物;④妊娠期女性。

**2. 相对禁忌证** ①已知或怀疑胃肠道梗阻、狭窄及胃肠道瘘者;②吞咽障碍者。

## 胶囊胃镜查得准吗

与传统的胃镜检查相比,胶囊胃镜对胃部的观察是否准确是广大受检者最为关心的问题。为明确胶囊胃镜检查胃部病灶的准确度,2016 年全国 7 个中心进行了一项前瞻性、多中心、自身对照临床研究,以传统电子插管胃镜为金标准,入选了 350 例有临床症状的成人患者。研究显示,胶囊胃镜能够清晰完整的观察贲门、胃底、胃体、胃角、胃窦、幽门的比例分别为 75.2%、73.2%、88.7%、92.3%、96.6%、97.4%。胶囊胃镜诊断胃部局灶性病变(包括溃疡、息肉、黏膜下隆起、憩室、黄斑瘤等)的敏感度为 90.4%,特异度为 94.7%,阳性预测值为 87.9%,阴性预测值为 95.9%,确诊准确度为 93.4%,并发现有 1 例进展期胃癌、1 例早期胃癌和 2 例淋巴瘤等恶性疾病,未遗漏严重病灶,且 95.7% 的患者优先选择胶囊胃镜检查。因此,与传统电子胃镜检查相比,胶囊胃镜诊断胃部病灶的准确度非常高。

由此可见,胶囊胃镜与传统胃镜的诊断效能是相当的,其准确性是毋庸置疑的,可应用于大规模无症状人群的胃病筛查。但目前胶囊胃镜不能进行病灶活检,如怀疑恶性,有必要进一步通过传统或无痛胃镜检查取活检来明确诊断。

## 胶囊胃镜检查安全吗

可能有人会疑惑胶囊胃镜安全吗?那么大一颗东西能吞下肚吗?会不会吞下后就出不来了呢?其实对于这些问题都无须担忧,一颗胶囊胃镜重量不足 5 克,受检时用水吞服胶囊不会有任何感觉,更无须麻醉,15 分钟就能完成检查。而且小小一颗胶囊完美地将科技浓缩于其中,智能控制系统让胶囊机器人能接收到来自体外医生的控制命令。

在吞下胶囊胃镜检查完成后，只要能正常排便且没有肠道巨大病变，胶囊都是可以安全排出体外的，大多数人都会在检查后 1～2 天内排出体外，在医学上对超过 14 天还未排出的才定义为胶囊滞留，如果发生这种情况，也是可以通过药物促排、内镜取出等方式解除，其安全性是有保障的。

这样看来，对于亚健康人群及消化系统疾病的患者来说，胶囊胃镜在胃部病变诊断中具有较高的诊断符合率，它真是一项无痛、一次性、无交叉感染、无恐惧心理、舒适度高的检查方式，真正地实现了无创、无痛、无麻醉的胃镜检查，可作为临床诊断胃部疾病的重要手段，协助医生进行早期消化性系统疾病排查，值得在临床上进行深入研究和推广。

目前，胶囊胃镜技术已经突破了只能随消化道蠕动而运动、无法准确定位，也不能被医生主动控制的技术局限，在独创的磁场精确的控制下，使被动式胶囊内镜变为"有眼、有脚"的胶囊机器人，加大了其安全性。

## 胶囊胃镜的发展历程与方向——从七十二变、翻筋斗云到火眼金睛、三头六臂

胶囊胃镜具有不插管、无创伤、无痛苦、无麻醉、人群接受度高、检查准确性与普通胃镜高度一致等优势，被誉为 21

世纪胃疾病检查和内镜发展的革命性创新。回首与展望其发展,胶囊内镜就像是中国名著《西游记》中的"孙悟空",变化多端,神通广大,可斩妖除魔,造福众人。

1. "七十二变" 传统的内镜是大体积管道插入式检查,会有强烈的咽部不适感与严重的不良反应,如今变为小到可以吞服的无线微型胶囊内镜,安全舒适。当然,这不仅仅是大小的改变,更是检查观念的改进。

2. "翻筋斗云" 过去的胶囊内镜因无法主动控制胶囊运动,导致不能对胃腔全面检查,只能被动地在消化道内进行随机检查。而磁控胶囊胃镜的问世改变了这一局面,利用磁场力原理让胶囊运动变被动为主动,可以"摇头、转身、翻筋斗"。

3. "火眼金睛" 作为内镜,最重要的无疑是对疾病的诊断能力。人工阅片难免受经验与疲劳等因素影响,新兴的人工智能技术已经能够实现图像的快速准确辨认,胶囊内镜的人工智能时代也将来临,智能识别与智能自动化操作都将实现。此外,具有光学活检与超声透视等功能的胶囊内镜也正在研发当中,使疾病诊断更加接近病理组织活检的金标准。因此,"火眼"不仅看得更快,而且看得更准。

4. "三头六臂" 目前临床主要应用的是胶囊内镜的诊断功能,而随着医学与科学技术的不断创新、融合,具有多种功能的治疗型胶囊机器人将逐渐出现,如进行组织活检的钳爪类胶囊、完成止血操作的手术类胶囊、定点释放药物的药效性胶囊、充气填充胃腔的减肥类胶囊、治疗慢性便秘的振动型胶囊等。因此,胶囊内镜的技术发展必定不会再满足单纯的诊断功能,而是一个无限可能的未来。

由此可见,我们完全有理由相信,未来的胶囊胃镜可能会全面替代以及超越传统胃镜,在胃部疾病的筛查与防治中扮演更加重要的角色,是"斩妖除魔"道路上名副其实的"孙悟空"。

## 展望:全消化道胶囊内镜不是梦

1999 年人类吞下第一颗胶囊内镜,使传统胃肠镜难以检查到的小肠区域可以被医生直接观察,后来胶囊内镜在临床上得以广泛应用,成为不明原因消化道出血、肠道肿瘤与克罗恩病等小肠疾病的一线诊断工具。随着微创理念与光电技术的不断发展,胶囊内镜在整个消化道检查中发挥的作用越来越大,2004 年出现了食管胶囊内镜,2006 年出现了结肠胶囊内镜,2013 年出现了磁控胶囊胃镜。但其实,磁控胶囊胃镜在临床上已经可以实现食管、胃与小肠的一站式检查。

而对于结肠来说,国内仍以传统的结肠镜检查为主。其主要原因在于结肠胶囊内镜的电池电量与制造成本,电池电量不足可导致检查不完全,双摄像头配置使得成本增加、价格高昂。但是随着不断地更新换代,其对结肠病变的检出率不断提高,在临床实践中表现出了较好的诊断效能,已被推荐作为一项无痛、无创的结肠检查工具。此外,为实现胶囊的体外控制,也有科学家开始尝试使用磁控结肠胶囊内镜进行检查,得到了不错的结果,为胶囊肠镜的未来发展提供了新思路。

虽然目前的胶囊内镜无法完成全消化道(食管、胃、小肠、结肠)的一站式检查,但近年来,无线供能、智能省电、高容量电池、精准磁控等光电与控制技术也在不断发展且日趋成熟,我们不难预见,全消化道胶囊内镜一站式检查的梦想必将实现。到那时,我们只需要吞一颗胶囊,就可以把整个胃肠道看得清清楚楚啦!

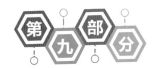

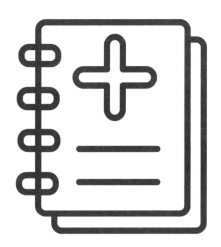

# 胃肠镜检查之后

检查做完了，有问题吗？报告会是什么样呢？能解释我的症状吗？需要复查吗？胃肠道保养该注意什么呢？

# 常见检查结果的解读

做完胃肠镜检查，拿到报告时，其中一些"看不懂"的专业术语与诊断表达容易让人摸不着头脑，甚至会造成不必要的恐慌。如何才能真正看懂检查报告呢？本文接下来将进行详细地解答。

## ♥ 胃镜检查报告

通常，胃镜报告分有三部分，即内镜图片、文字说明和诊断结果。胃镜检查可以看到的部位是食管、胃与十二指肠，每个具体的解剖部位都会有关于内镜下表现的文字描述，最终的诊断结果也是按病变所在的部位进行报告。

在了解各种病变之前，我们先来看看胃镜下各部位正常图片的表现吧！

下图中内镜显示的正常结构依次是食管（A）、胃贲门与胃底（B）、胃体（C）、胃角（D）、胃窦（E）、胃幽门（F）、十二指肠球部（G）与十二指肠降部（H）。由图可见，正常的消化道黏膜表现是非常光滑、干净的，没有黏膜萎缩、水肿、充血、出血、粗糙、新生物生成等不良表现。

当出现消化道疾患时，其内镜图像表现便有了各种各样的变化。消化道疾病主要有炎症、溃疡和肿瘤三大类。胃

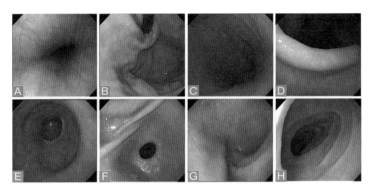

正常的消化道

镜报告中常见的诊断有反流性食管炎、慢性胃炎（包括浅表性、萎缩性、伴糜烂、出血等）、胃溃疡、胃息肉、十二指肠溃疡、黏膜下隆起、胃癌、食管癌等。

## ♥ 反流性食管炎

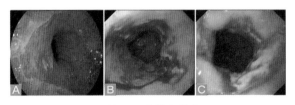

胃镜下反流性食管炎

反流性食管炎是由胃、十二指肠内容物反流入食管引起的食管炎症性病变，内镜表现为食管黏膜的破损，即食管糜烂和/或食管溃疡。图 A 至图 C 依次表现的就是不同严重程度的食管炎,根据黏膜糜烂面积与病变融合程度进行分级,临床上分为 A、B、C、D 共四级,A 级最轻(图 A),D 级最严重(图 C)。中老年、肥胖、吸烟、饮酒及精神压力大是反流性食管炎的高危因素,容易导致胸骨后烧灼感(烧心)、反流和胸痛,需要及时服药治疗。

## ♥ 慢性胃炎(非萎缩性、萎缩性、糜烂性)

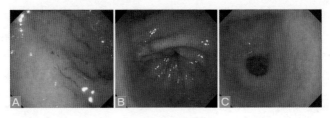

**胃镜下慢性胃炎**

浅表性(非萎缩性)胃炎在胃镜下最常见,其病变较轻。糜烂性胃炎(图 A 与图 B),是指胃部发生黏膜炎症,并出现糜烂,胃黏膜呈暗红斑点状,可能伴有反酸、腹痛等不适症状。萎缩性胃炎(图 C)是较严重的一种胃炎,萎缩的胃黏膜颜色苍白、粗糙,与其周边正常黏膜红白相间,病理可看到黏膜腺体部分或完全消失。若长期迁延不愈,有一定的恶变可能,此时需要进行规范的保胃治疗。

## 胃溃疡

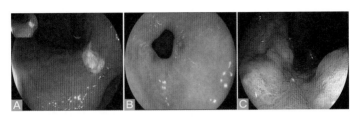

胃镜下胃溃疡

上腹部疼痛是其主要症状,疼痛多在餐后 1 小时内出现。内镜下溃疡可分为三个病期:①活动期(A 期,图 A 为胃角溃疡):溃疡基底部蒙有白色或黄白色厚苔,周围黏膜充血、水肿(A1 期),或周边黏膜充血、水肿开始消退,四周出现再生上皮所形成的红晕(A2 期)。②愈合期(H 期,图 B 为胃窦幽门溃疡):溃疡缩小变浅,苔变薄,四周再生上皮所形成的红晕向溃疡围拢,黏膜皱襞向溃疡集中(H1 期),或溃疡面几乎为再生上皮所覆盖,黏膜皱襞更加向溃疡集中(H2 期)。③瘢痕期(S 期,图 C 为胃体溃疡):溃疡基底部白苔消失,呈现红色瘢痕(S1 期),最后转变为白色瘢痕(S2期)。胃溃疡患者需要在医生指导下规律地进行药物治疗,防止出血或者发生恶变。

## ❤ 十二指肠溃疡

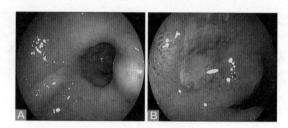

胃镜下十二指肠溃疡

　　十二指肠溃疡多发生在十二指肠球部,常表现为饥饿时上腹部隐痛不适。其胃镜下表现的严重程度分级与上面介绍的胃溃疡一样,图A(远景)与图B(近景)是十二指肠球部溃疡活动期(A1期)的表现。此类患者仍需要规律进行药物治疗,防止病情进一步加重与复发。

## ❤ 胃息肉

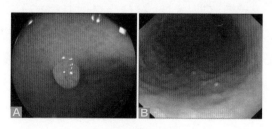

胃镜下胃息肉

胃息肉是指胃黏膜表面长出的突起状乳头状组织,较小时常无明显症状。图 A 为单发胃息肉,图 B 为多发胃息肉。临床上炎性息肉较多,可根据临床表现与息肉的大小、位置选择是否内镜下切除。一般情况下,胃息肉可以进行择期手术。

## ♥ 胃黏膜下隆起

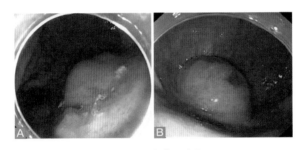

胃镜下胃黏膜下隆起

　　胃壁可分为黏膜层、黏膜下层、肌层及包膜层,胃黏膜下隆起有可能是肌层有平滑肌瘤产生,但也可能是胃间质瘤、血管瘤以及脂肪瘤,也有可能是外部压迫所造成的;既有可能是良性病变,也有可能是恶性肿瘤。图 A 与图 B 均为胃部黏膜下隆起,对于形态异常的胃黏膜下隆起需进一步行病理活检来明确其良恶性。

## ♥ 食管癌

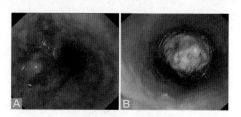

胃镜下食管癌

食管癌的典型症状为进行性吞咽困难，先是难咽下干的食物，继而是半流质食物，最后水和唾液也难以下咽。内镜下表现是失去正常食管黏膜的结构和光泽，食管黏膜皱襞紊乱、粗糙、隆起（图 A 与图 B）或有中断，组织质地脆，触之易出血。需经病理活检证实，早期发现、早期治疗有利于预后。

## ♥ 胃癌

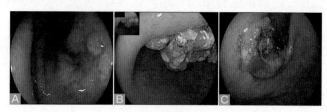

胃镜下胃癌

早期胃癌在内镜下表现为微小息肉样的凹陷或者是隆起，黏膜比较粗糙，或者是呈现斑片状的糜烂或出血（图A）。而进展期胃癌在胃镜下表现就比较明显，为溃疡型、隆起型或浸润型的肿物（图B与图C），并且不规则，触之易出血，浸润型胃癌则可表现为大范围胃壁的增厚、僵硬，如果累及全胃则呈皮革胃。由于饮食结构的改变、工作压力增大以及幽门螺杆菌感染等原因，胃癌呈现年轻化倾向，可发生于胃的任何部位，胃窦部最常见，且大多数属于腺癌，早期无明显症状，易被忽略，导致胃癌的早期诊断率较低。胃部的体检对于中国人来说尤其重要，发现一例早癌，可以挽救一条生命，拯救一个家庭。

　　胃镜检查除内镜图像的诊断报告外，如果做了活检，还会收到一份病理报告。病理报告通常包括三部分：第一部分为组织标本的位置和数量。第二部分为显微镜下组织细胞形态与分布描述，如胃窦部黏膜层中性粒细胞、淋巴细胞浸润，伴或不伴肠上皮化生、不典型增生等。第三部分为病理诊断，如食管鳞癌、胃腺癌等。鉴别溃疡与肿瘤的金标准就是组织活检，依据病理活检报告得出最终诊断。

　　此外，很多报告还会表明是否有幽门螺杆菌（Hp）感染，若报告中显示 Hp(-)，则表明无幽门螺杆菌感染，若显示 Hp(+)，则表示有幽门螺杆菌感染，如果存在感染，建议咨询医生是否需要进行相应的治疗。

其实对于普通百姓来说，只需要看明白诊断结果，了解真实的病情程度，避免胡乱猜测与臆想即可。只要平时多学习了解这些知识，以科学的态度与医护人员多沟通，就能轻松地看懂各种检查报告啦！

## ❤ 肠镜检查报告图文报告分区

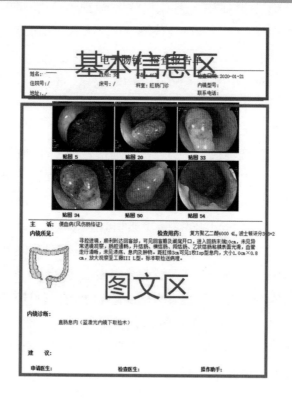

☞ 基本信息区（蓝色区域）

患者姓名、性别、年龄、内镜检查号、门诊号 / 住院号、联系电话等。

☞ 图文区（红色区域）

内镜截图、检查所见、诊断结果、病理结果、建议等。

## ♥ 肠镜检查报告图文报告解读

☞ 快速解读

图文区最下方的"内镜诊断"部分，是对整个报告的高度总结。如结肠息肉（取检术）、直肠多发息肉（切除术）、大肠黑变病等。

☞ 质量解读

● **完成度**。是指此次检查的完成情况，以"到达盲肠，可见阑尾开口及回盲瓣"为标志，视为检查覆盖全大肠，证明完成度好。部分情况（如肠道准备差、疼痛等原因）不能完全进镜者，标注到达位置，如"到达肝曲""到达距肛缘50cm 处"等，证明完成度较差。

● **肠道清洁度**。是对肠道准备情况的评价，多采用波士顿评分法（即各肠段残留粪便、粪渣、浑浊液体等物质量的多少和对黏膜覆盖的情况分级评分,总分为 0～9 分,评分大于 6 分者视为肠道准备理想,理想的肠道准备是高质量结肠镜检查的前提。若报告中描述"大部分肠段肠道准备差,视野不清",相当于 0～3 分,视为肠道准备极不充分,这种情况严重影响结肠镜检顺利完成及病变检出率,需要重新进行肠道准备、另行检查,或者缩短复查间隔时间。

### ☞ 细节解读

文字部分是对内镜下所见病变的主观、具体描述;图片下方均可标注数字或文字,以便临床医师参考。

● **病变位置、范围**。以镜头"距肛缘的厘米"数为标记,但是由于肠道的弯曲走形及可折叠的特点,同一病变多次进镜,距肛缘厘米数不一定相同,所以结合肠段、解剖标志标记更为严谨,如"(横结肠近肝曲)距肛缘 60cm 处""(横结肠中段)距肛缘 60cm 处"等。另外,结肠镜镜身 20cm 以内没有刻度,直肠病变大多根据解剖标志和镜身位置估计距离,因此如临床需要精确距离,可用硬式直肠镜测量。

● **病变特征描述**

大肠息肉:是指任何从大肠黏膜上皮来源的、表面突出到肠腔的良性隆起状病变。可为单发或多发,以直肠及乙状结肠多见,也可见于降结肠、横结肠、升结肠。大肠息肉临床表现不一,大多数病例没有引人注意的症状,息肉体积较大时，部分患者可有腹痛、腹泻、便血，大便中可含有黏液，或伴有里急后重感。大肠息肉分为腺瘤性息肉与非腺瘤性息肉两大类。腺瘤性息肉包括管状腺瘤、绒毛状腺瘤、管状绒毛混合腺瘤，是最常见的大肠癌癌前病变。非腺瘤性息肉包括错构瘤性息肉、炎性息肉、增生性息肉等，一般无癌变倾向，但极少数也有癌变的报道。大肠息肉一般均可在内镜下切除且预后良好。

描述：会注明病变的肉眼形态、分型、大小或跨度范围、表面颜色、有无分叶、溃疡、质地、基底活动度等。

大肠癌：大肠癌包括直肠癌和结肠癌，是常见的消化道肿瘤。近 20 年，我国大肠癌发病率上升趋势十分明显。其病因尚未完全明确，目前认为主要是环境因素与遗传因素等综合作用结果。早期大肠癌常无症状，随着肿瘤增大，可出现便血、排便习惯与大便性状改变、腹痛、出现腹部包块、肠梗阻、贫血、消瘦、乏力、低热等情况。大肠癌术后 5 年生存率，按 Duke's 分期标准，A 期达 90%，B 期为 75%，C 期低于 50%，D 期少于 10%。由此可见，大肠癌早期发现、诊断和治疗在提高生存率方面十分重要。内镜检查是大肠癌诊断金标准，规范的内镜筛查在大肠癌防治中尤为重要。

描述：病理类型以腺癌最为常见，极少数为鳞癌。

炎症性肠病：炎症性肠病是一类病因尚不十分明确的慢性非特异性肠道炎症性疾病，包括溃疡性结肠炎和克罗恩病。我国以溃疡性结肠炎多见。临床表现为持续或反复发作的腹泻、黏液脓血便，伴腹痛、里急后重和不同程度的全身症状。可有关节、皮肤、眼、口及肝胆等肠外表现。病情轻重不等，多呈反复发作的慢性病程。因此病因未明，药物治疗是通过阻断炎症反应和调节免疫功能进行的，绝大多数患者需长期用药。近年来有粪菌移植治疗此病报道，效果待进一步临床验证。病变范围较广，病程长的患者并发大肠癌危险性增加，需长期内镜监测。

描述：会注明病变分布范围（弥漫性、连续性、节段性等）、充血、水肿、糜烂、溃疡、出血点、血管走行等。

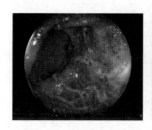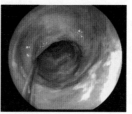

溃疡性结肠炎及粪菌移植置管术

放射性肠炎：放射性肠炎是盆腔、腹腔、腹膜后恶性肿瘤经放射治疗引起的肠道损害，可累及小肠、结肠和直肠。放射性肠炎的发生与放射治疗的方式、部位、剂量、时间及个体耐受性有关。临床上以妇科肿瘤，如宫颈癌放射治疗累及直肠和乙状结肠最常见，主要表现有腹痛、腹泻、便血、肠道狭窄、肠梗阻、瘘管形成等。此病无特效治疗方法,内镜下氩离子凝固治疗,效果肯定。

描述:有的患者会出现肠道狭窄的表现。

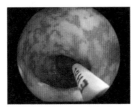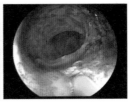

放射性肠炎氩离子凝固术

大肠黑变病:大肠黑变病是以大肠黏膜色素沉着为特征的非炎症性、良性、可逆性的疾病,多见于中老年人,尤其是长期便秘并服用一些含有蒽醌类的药物,如番泻叶、通便灵、麻仁丸等。蒽醌类泻药是引起结肠黑变的主要原因,但不是唯一原因,也有未服泻药而患本病者。本病与息肉及癌变的关系尚未明确。停用此类药物可恢复。

描述:肠黏膜呈褐色花斑样改变。

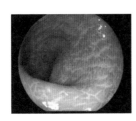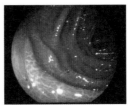

大肠黑变病

神经内分泌癌:以往简称"类癌",较少见,但近20年,发病率有上升趋势。大肠神经内分泌瘤常生长缓慢,恶性程度较低。以直肠多见,常无症状,体检时发现。体积较大者浸润突破黏膜层后,可有便血、里急后重等症状。一般均可内镜或手术切除。少数病例具有转移、复发可能,影响预后。

描述:黏膜隆起、半球型、色淡黄、表面光滑、质韧、活动度差。

脂肪瘤:脂肪瘤是因成熟的脂肪细胞增殖形成的病变,可能与脂肪代谢紊乱、肠营养不良有关,无恶变倾向,是大肠内较少见的非上皮性良性肿瘤。好发于升结肠,特别是回盲瓣周围。一般单发,也有多发性和弥漫性的。一般多无症状。直径大于2cm的脂肪瘤因牵拉有可能引起肠套叠、肠梗阻,脂肪瘤表面有糜烂者可引起出血,少数情况下可表现为腹部肿块。一般体积小无症状者,可不予治疗、处理。

描述:呈突向肠腔的黄色或乳黄色黏膜隆起、色淡黄、表面光滑、有血管网跨过、质软、取检创面有淡黄色液体流出。

结肠憩室:是结肠壁向外突出的袋状结构。女性多见,且随年龄增加,发病率增高。发病原因可能与长期摄入低纤维素的食物,肠腔压力持续升高或肠壁肌力减弱有关。另有报道称非甾体抗炎药的应用及免疫抑制状态也与其发病相关。80%～85%的结肠憩室可终身无症状,仅有少数患者会出现腹痛、腹胀和大便习惯改变等表现。主要并发症是炎症与出血。部分憩室出血可在结肠镜下用钦夹治疗。

描述:结肠壁向外突出,形成了袋状,可以是单个,也可以是更多。

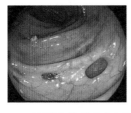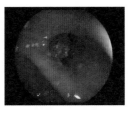

结肠多发憩室(右图为粪便嵌入憩室内)

● **治疗描述**。是对检查过程中进行的操作的描述。如取检送病理学检查,黏膜下注射,黏膜托起征阳性,一次性套扎器圈套息肉高频电切除术,结肠息肉氩离子凝固术等。

● **建议**。检查医师在检查结束后会给出治疗建议。如定期复查、待病理结果后内镜下治疗、建议进一步行超声内镜或影像学检查等。

## 检查一次就一劳永逸了吗

中华医学会消化内镜学分会在 2014 年出台的《中国早期结直肠癌筛查及内镜诊治指南(2014,北京)》内镜诊治部分,对复查间隔时间有详细的解释。

1. 对于伺机性筛查不做年龄限制,不考虑性别差异,推荐规范化全结肠镜作为伺机性筛查精查手段,对于无异常者筛查间隔时间不应超过 10 年。

2. 对于有一级亲属家族史者,建议从 40 岁开始筛查,以后每 5 年 1 次。对于以往有肠道低风险腺瘤史者,在治疗后 5 ～ 10 年复查结肠镜。对于高风险腺瘤史者,在治疗后 3 年内复查肠镜,如果第 1 次复查未见异常,可延长随访时间间隔至 5 ～ 10 年。

3. 对于结肠癌根治术后的患者,建议术后 1 年内复查结肠镜,以后每 2 ～ 3 年复查 1 次;直肠癌根治术后的患者,建议术后 3 年内每 3 ～ 6 个月复查 1 次,以后每 2 ～ 3 年复查 1 次;对于有子宫内膜癌以及卵巢癌的患者,建议自诊断之日起每 5 年进行 1 次结肠镜检查。

4. 对于炎性肠病的患者在症状出现以后 8 ～ 10 年开始筛查。

目前,临床医生在上述指南指导的基础上,会根据具体肠道准备情况、结肠镜检查质量,结合患者病情,给出复查建议,如对肠道准备不满意、结肠镜检查质量不高时,一般建议缩短复查间隔时间,最长不超过 3 年。

 胃肠道保养建议

胃肠道的主要生理功能是摄入、转运、消化食物,吸收营养和排泄废物,是人体获得能量、维持生命的重要器官。近年来研究发现,许多存在于胃肠道内的肽类激素也存在于脑内,所以胃肠道又被称为"人体的第二大脑"。另外,胃肠道免疫细胞总数超过了其他任何免疫器官的免疫细胞数,胃肠道相关淋巴系统,可以说是人体最大的免疫器官。遗传、环境、饮食、运动,甚至精神心理因素,都可以影响胃肠道功能,要想有一个健康的身体,应该从以下六点做起,保养胃肠道。

**1. 平衡膳食** 每餐粗细粮合理搭配,营养全面。多吃富含纤维素的蔬菜、水果,进食优质蛋白,减少高脂肪、高热量食品摄入。减少腌制、熏制、膨化食品的摄入,减少咖啡因、酒精、辛辣食物刺激。切忌食用不洁、腐烂、酸败的食物。

**2. 保持良好饮食习惯** 三餐定时定量,不暴饮暴食,宜细嚼慢咽。特别是有胃食管反流疾病的患者,每餐宜吃八分饱,这样做可以在吃下顿饭前稍有饥饿感,以保持旺盛的食欲和良好的消化吸收功能。少食冰冷刺激食物,以免造成"脾胃虚寒",出现腹痛、腹胀等不适症状。不食过烫食物,以免对食管造成不良刺激。

**3. 保持良好的生活习惯** 起居、进食、排便要规律;忌熬夜及过度疲劳;戒烟限酒;餐后避免立即躺卧;聚餐或在家庭中使用公筷、分餐进食是预防幽门螺杆菌感染的方法,应大力提倡。

**4. 适当进行体育活动**　适量的体育运动,可以促进胃肠蠕动,促进消化吸收功能。有力量的腹壁肌肉,可以提高腹腔内压力,对腹内下垂的脏器起支撑作用,减少便秘发生。根据个人情况,可采取如慢跑、散步、游泳、保健体操等运动。老年人及胃肠运动功能减弱的人可以做腹部按摩,也能促进胃肠蠕动。

**5. 日常用药谨遵医嘱**　不自行服用抗生素、阿司匹林、通便药等各种药品,慎用保健品。以免造成肠道菌群失调、胃肠黏膜损伤及药物依赖等不良并发症。

**6. 保持良好的心态及精神状态**　胃肠道是人类最大的"情绪器官"。胃肠道对环境应激和情绪变化敏感。现代社会快节奏造就的抑郁、紧张、焦虑等负面情绪可以引起胃肠的生理变化,影响胃肠功能。研究发现,功能性消化不良患者,常伴有精神心理障碍,功能性消化不良的症状严重程度与抑郁及焦虑严重程度正相关;消化道溃疡患者时常由情绪波动诱发疾病。所以,良好的心态及精神状态也是胃肠道保养的良方。

最后应该强调的是,规范的消化系统疾病筛查是发现疾病、及早治疗的重要措施。胃肠镜检查是消化系统疾病,特别是消化道肿瘤诊断的金标准,我们应该注意定期检查,早发现,早治疗,避免延误病情。

55检